JN045871

ブックレット新潟大学

健康生活のための
身体活動・スポーツ活用学 13講

笠巻 純一

新潟日報事業社

も　く　じ

はじめに

　私たちは、日常のさまざまな場面で身体活動・スポーツを健康、娯楽、コミュケーション等の手段として活用し、その恩恵に与っています。スポーツ活動への参加が心身の健康の質的向上を支える要因の１つとして寄与していることは、論を俟たないところでしょう。

　近年、わが国の健康課題の１つである生活習慣病に対する予防効果については、国内外の研究者によって画期的な報告がなされています。身体活動をよく行っている者は、心疾患、高血圧、糖尿病、結腸がん等の罹患率が低いこと、中・高齢者においても歩行等の身体活動が、生活習慣病による死亡率減少に効果があることが示されています。最近では、身体活動の増加でロコモティブシンドローム（運動器症候群）のリスクを低減できることも明らかとなっています。

　身体活動の効果は、内科的・整形外科的疾患の低減にとどまらず、メンタルヘルスや生活の質の改善に効果をもたらすことが報告されています。近年、スポーツクラブ経験が心理的対処能力の向上に影響を及ぼすことや、運動習慣がセルフエスティーム（自尊感情）に関係しているといった報告も見られ、精神的健康の保持増進や疾病に伴う心の健康問題の改善策における身体活動の有効活用が期待されています。

　一方で、過度な運動によって心血管疾患発生率が増加することや細胞の酸化ストレス傷害が助長すること等、運動の仕方を誤ることでの弊害が指摘されています。やせ志向からくる不適切な運動実践と体重コントロール、運動部活動やレジャーにおけるスポーツ活動中の熱中症等の障害も憂慮される問題です。これらの弊害は、身体活動に伴う体の状態の

変化を正しく理解し実践することで、防ぐことが可能となります。

　そこで、本書では、より多くの人が、安全かつ安心してスポーツを楽しみ、心と体の健康の増進に役立てることができるよう、科学的根拠を示しながら健康生活に向けた身体活動・スポーツの効果的活用法について纏めました。

　本書が、皆様にとって、日常生活における身体活動・スポーツの活用を考える際の一助となれば幸いです。

▌第 1 講　健康とは？▌

⑴　健康の定義

　日本人の平均寿命は、男性80.21歳、女性86.61歳（〈平成25年簡易生命表〉厚生労働省，2014）、また、元気で活動的に暮らすことができる健康寿命（日常生活に制限のない期間の平均）は、男性70.42歳、女性73.62歳（〈2010年の算定結果〉橋本他，2013）で、平均寿命、健康寿命ともに世界でトップクラスの地位を確保しています。

　健康寿命は、World Health Organization（以下、WHO）により、2000年に発表された指標で、不健康な期間（病気や事故、寝たきりや認知症等の介護状態等で健康を損ねていた年月）を、平均寿命の数値から差し引いた数値で表されます。単に寿命を延伸するだけでなく、健康的に生活できる期間を考慮しており、人生における生活の質を重視した概念といえます。

　ところで「健康」という言葉には、どのような意味が含まれているのでしょうか。WHO憲章（署名1946年、発効1948年）では健康を、以下のように表しています。

　Health is a state of complete physical, mental and social well-being and not merely the absence of disease or infirmity.（WHO, 1948）

　「健康とは、身体的、精神的、社会的に完全によい状態にあることで、単に疾病または虚弱でないということではない」

　しかし、1998年にはこの健康の定義にphysical（身体的）、mental（精神的）とは別に、spiritual（スピリチュアル）、dynamic（ダイナミック）

　という言葉を付加しようとする改正案がWHOにおいて議論され物議を醸しました。

　この改正案は「健康」の確保において、生活の質、生きがい等の追求が重要であるとの立場から提起されました。また、医療技術の高度化に伴う、人間の数値化、客観化への反省から、現代西洋医学に東洋医学を含む伝統医学や「癒し」をテーマにした心理療法等を融合させた「統合医療」を構築しようという潮流も背景にあったようです。

　Spiritualは、「心の平静」、「内的な強さ」、「他者への愛着」、「人生の意味」等として解釈され、健康には「生きがい」の追求が必要との立場から、改正案に肯定的な意見もありましたが、Spiritualには「霊的・霊魂の・宗教的」という意味があり、「健康の枠からはみ出した問題」、あるいは「宗教的概念を持ち込むのには反対」等、改正に否定的な意見もみられました。一方、Dynamic「ダイナミック（動的）」には「健康とは疾病と別個のものではなく連続したもの」という解釈があります。私はこれを、「病気や死を考えることで生き方を見つめ直す」という意味に繋げて解釈しました。健康という言葉の解釈は三者三様ですが、「健康の定義の改正」、「癒しブーム」、「統合医療の構築」いずれも健康のあり方を見直すところから始まっています。

　1999年のWHOの総会では、「現行の憲章は適切に機能しており本件のみ早急に審議する必要性が他の案件に比べて低い」等の理由で、「健康の定義」の改正を見送ることになりました。この改正案についての議論は今も続いていますが、私たちは単に長命であるだけでなく、健常者も有病者・障害者も生涯現役で元気な人生を送ることを目標とした健康観を大切にしたいものです。

⑵　ウエルネスと健康

　読者の皆さんはwellness（ウエルネス）という言葉をご存知でしょう
か。手元にある辞書でその意味を調べてみると「（心身ともに）絶好の
健康状態、好調」等と記載されています。『オックスフォード英語辞典』
によると、ウエルネスという言葉は、17世紀中頃の文書の中で使われて
いたことが記録されています。同辞書においては、ウエルネスの意味を
"The state of being well or in good health"（*The Oxford English
Dictionary* Ⅶ, 1970）と表記しています。

　食生活・健康ジャーナリストの砂田（1989）は、「治療より予防」さ
らに高いレベルのウエルネス（良好状態の維持管理と回復）には、スト
レス管理、食生活改善、運動スポーツの実践、禁煙等のほか、効果的な
コミュニケーションを怠らない人間関係、静かさ、きれいな水と空気の
環境保全や安全が必ず含まれるとし、個人の努力と実行が成功への鍵で
あると述べています。すなわち、ウエルネスの実現には、自助努力に
よって総合的にライフスタイルと環境を見直し、修正する姿勢とプロセ
スが重要であるといえます。

　現在、日本国民の死因の上位を占め、予防対策が急務とされている悪
性新生物（がん）や心疾患、脳血管疾患は、食・運動・喫煙等の生活習
慣、心理的ストレス等が成因に関係しており、治療によって回復しても、
リスク要因となり得るライフスタイルを改めない限り、再発を繰り返し
ていくものです。日本は世界的に見て極めて高い保健・医療の水準が維
持されており、私たちはいつでも安心して治療を受けることができます
が、個人の意識改革による健康行動の改善によって病気を未然に防ぐこ
とが、自己実現への近道といえるでしょう。

　1961年に米国の公衆衛生医師Halberd L. Dunnによって提唱された

"High Level Wellness"の概念においては、ハイレベルなウエルネスの状態を、重なり合う3つの円形軌道と一本の矢印で示しています（図1）（Dunn, 1961）。すなわち、重なり合う3つの軌道は、組織化されたエネルギーとしての人体を描写しているとともに、相互関連と相互依存を包含する人間のbody、mind、spiritを象徴しています。重なり合う3つの軌道の中心に示された矢印は、人間が生きる際に「個人の目的を達成」するための努力と「自己実現の成就」に向かう完全なる成長の過程を示すライフサイクルを描写しています（Dunn, 1961）。

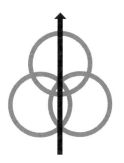

図1　Halberd L. Dunn（1961）

High Level Wellness, より引用

　「西洋医学発祥の地であるギリシャにおいては、人間の健康は「自然」と密接な関係にあるとされ、ヒポクラテスやガレノスによって「からだ」「こころ」「たましい」の全体を考える医療が行なわれていました」（上野・CAMUNet, 1998）。まさに、Dunn（1961）の描いた"High Level Wellness"の象徴、"body"、"mind"、"spirit"のサークルに重なります。"body"、"mind"、"spirit"の良好な状態は、時代を超えて変わらない、人類共通の「健康の条件」なのかもしれません。

第2講　適度な運動とは～塩梅を大切に～

「養生の道は、中を守るべし。中を守るとは過不及なきを云。食物はうゑを助くるまでにてやむべし。過てほしゐまゝなるべからず。是中を守るなり。物ごとにかくの如くなるべし」

江戸中期の儒学者、貝原益軒の著書『養生訓』の一節です。『養生訓』は、長寿を全うするための健康法を説いたもので、貝原益軒が84歳の時に上梓した本です。そこには、健康であるための生活習慣のみならず、人生の楽しみ方や人の幸福等について記されています。『養生訓』を執筆した83歳という年齢からも（2013年の日本人男性の平均寿命は、80.21歳）、貝原益軒が医学に精通しており、なおかつ健康的な生活習慣の実践家であったことが窺われます。平易な文章で、万人に理解できるよう記された『養生訓』は、出版から300年以上経過した今日においても、多くの人に読み継がれています。

私も、『養生訓』に自らの生活習慣を省みた一人です。20歳代の後半、過労・睡眠不足がたたり、生まれて初めて入院を経験しました。それまで大きな病気もせず過ごしてきた私にとって、この時の入院の経験は、とても良い教訓となりました。目標を着実に達成させるためには、「塩梅」に配慮することが大切であることを実感させられたのです。「塩梅」の語源は、むかし、味の基本に塩と梅酢が用いられていた事に由来し、味加減や物事の調子・程度を表す言葉として用いられています。塩も梅酢も美味しい料理に欠かせない調味料ですが、その加減を間違えれば、食材を生かすことはできないでしょう。

ところで、体力や体の調子を無視して「これをやらなければいけない」

と自らにノルマを課しトレーニングをしている方はいないでしょうか。
過度なトレーニングは、体にあらゆる弊害をもたらします。運動不足が
生活習慣病の危険因子となり得ることは周知の事実ですが、過度なト
レーニングの継続が、健康状態に悪影響を及ぼすこともまた事実です。
　海外における大規模な調査からも、運動不足と過度な運動実践の危険
性を示唆する報告がなされています。Quinn他（1990）は、20年以上の
縦断的な調査に基づき、身体活動量と死亡率の関係について報告してい
ます。有酸素運動（酸素を利用して体内の糖質、脂質、タンパク質を分
解する過程を含む有酸素性反応によってエネルギーを確保し行われる運
動を指します。例：ジョギング、ウォーキング、サイクリング等）によ
る身体活動量を消費カロリー別で6グループ（「0 kcal／週」、「1〜
399kcal／週」、「400〜899kcal／週」、「900〜1499kcal／週」、「1500〜
2499kcal／週」、「2500kcal以上／週」）に分け、「1500〜2499kcal／週」
の群の死亡率が13.8％と最も低く、身体活動量がそれよりも高い群、
低い群、いずれも死亡率が上昇していることを明らかにしました
（「0 kcal／週」：36.5％、「1〜399kcal／週」：41.7％、「400〜
899kcal／週」：24.3％、「900〜1499kcal／週」：21.4％、「2500kcal以
上／週」：24.6％）。また、Quinn他（1990）は、身体活動量と心血管疾
患の発作発生率の関係について分析し、身体活動量が「400〜
899kcal／週」、「900〜1499kcal／週」の群の発生率（おのおの31.4％、
32.1％）が、他群（「0 kcal／週」：40.4％、「1〜399kcal／週」：37.5％、
「1500〜2499kcal／週」：36.9％、「2500kcal以上／週」：49.1％）に比べて
低い傾向にあることを報告しています。これらは、米国の大学の卒業生
を対象とした調査によるものですが、運動不足と過度な運動が心血管疾
患への罹患や死亡のリスク要因となり得る可能性を示唆する結果といえ

るでしょう。

　近年、わが国において高齢者の健康課題となっている、ロコモ（運動器症候群：ロコモティブシンドローム〈locomotive syndrome〉の略。運動器の障害による要介護の状態や要介護リスクの高い状態を表す言葉〈日本整形外科学会，2007〉）と認知症についても、運動不足と過度な運動の危険性が示唆されています。

　65歳以上で概ね10メッツ・時／週を満たす集団は、最も身体活動量が少ない集団と比較して、ロコモ・認知症発症のリスクが約20％低いことが確認されています（厚生労働省，運動基準・運動指針の改定に関する検討会，2013）。メッツ（METs: metabolic equivalents）とは、身体活動におけるエネルギー消費量を座位安静時の代謝量（酸素摂取量で約3.5mL/kg/分に相当）で除した値で、メッツ・時とは、運動強度の指数であるメッツに運動時間（hr）を乗じた値のことを指しています。

　ロコモ・認知症発症のリスク上昇は、運動不足に限ったことではありません。身体活動量とロコモ・認知症発症のRR（relative riskの略。疾病の発生要因に関連するリスク要因の強さを示す指標。あるリスク要因に曝露された集団の発生率〈罹患率や死亡率〉と曝露されていない集団の発生率の比で表します）との間にJカーブの関係が見られ、身体活動量が多いほどリスクが減少するものの、多すぎる身体活動量はリスクを高める可能性があることが示唆されています（厚生労働省，運動基準・運動指針の改定に関する検討会，2013）。Jカーブの関係とは、身体活動量とロコモ発症率の関係を折れ線グラフ（横軸を身体活動量、縦軸をロコモ発症率）等で示したとき、少なすぎる身体活動量と多すぎる身体活動量の場合に、ロコモ発症率が上昇し、その中間層の身体活動量において、発症率が最も低くなるような傾向を指しています。グラフの曲線

がアルファベットのJに似ていることから、"Jカーブ"として表されます。

　子どもにおいては、運動部活動での使い過ぎによる整形外科的疾患が、選手生命に影響することがあります。特に、成長期の子どもに対する運動強度の設定には十分に配慮したいものです。

　運動不足と過度な運動実践は、循環器疾患、整形外科的疾患、神経系の疾患、いずれにおいても発症のリスクを高める要因となり得ることが考えられ、運動時間・強度の「塩梅」を考えて、運動習慣を身につけることが重要といえます。

　なお、体の調子は日々異なりますので、体調に応じて運動強度を微調整することが障害の予防において大切です。体力は、20歳前後をピークとして加齢とともに減衰しますので、中高齢期において運動を始められる方は、自らの体力を過信することなく、体をいたわりながら運動することをお勧めします。

　運動習慣に限らず、あらゆる生活習慣において、厳格で、完璧主義的な健康観には一考を要します。血糖値やコレステロール値を気にした極端な節食・禁酒は、生きがいを失うこと等、生活の質を著しく低下させている場合があります。健康診断の結果を生活改善に役立て、摂生することは必要なことですが、数値ばかりを気にして、生きがいまでも失ってしまったのでは、本末転倒ではないでしょうか。

　『養生訓』に示された「中庸のすすめ」は、現代社会に生きる私たちの健康において、大切な教訓です。「過ぎたるは猶及ばざるが如し」ということわざがありますが、運動、食事、飲酒、睡眠等、健康を支える生活習慣は、「塩梅」を大切にしていきたいものです。

第3講　動脈硬化予防と身体活動

　身体活動の効果の１つに、動脈硬化の予防を挙げることができます。動脈は、心臓から、からだの各部分に血液を送り、酸素や栄養素を運ぶ重要な役割を担っていますが、加齢や生活習慣等、種々の要因によって本来の弾力性を失い硬くなります。硬く脆くなることで、血管が破れやすくなったり、血管の内側が厚くなって血液が通りにくくなったりすることがあります。このような状態を動脈硬化といいます。動脈硬化は、冠動脈疾患や脳血管疾患等との関係が深いことから、運動習慣や食習慣等の改善によって、予防を図ることが極めて重要です。

　動脈硬化には、いくつかの種類がありますが、近年、注目されているのが粥状動脈硬化です（動脈硬化症の１つで、粥腫の形成を特徴とします。大動脈や冠状動脈を中心とした病変で、性別、加齢、家族歴等修正が困難なリスク要因と、生活習慣の改善によって予防可能な高血圧症、脂質異常症、糖尿病等のリスク要因があります）。粥状動脈硬化は、比較的太い動脈に粥腫（粉瘤：アテローム。コレステロールエステル等を含んだ脂質の塊）ができることで生じます。血管の内膜にLDLコレステロール（低密度リポ蛋白質コレステロール〈low-density lipoprotein cholesterol〉。増加しすぎると動脈硬化の促進、心筋梗塞、脳梗塞の発症に関与します）が沈着することで、血管内皮細胞が活性化し、血管内膜へのLDLコレステロールの取り込みの亢進とともに、血管内膜の肥厚が形成されます。血管内膜の肥厚は、その破綻による血栓の形成を起因として、心筋梗塞や脳梗塞の発症につながることがあります。

　LDLコレステロールが動脈硬化の進展に影響を及ぼす一方で、HDL

コレステロール（高密度リポ蛋白質コレステロール〈high-density lipoprotein cholesterol〉）は、抗動脈硬化作用をもつリポタンパクと考えられています。HDLコレステロールは、血管壁等に蓄積した余分なコレステロールを肝臓へ運ぶ働きがあります。HDLコレステロールによって肝臓へ転送されたコレステロールは、胆汁酸として排泄されます。

久山町研究（福岡市に隣接した久山町の住民を対象とした疫学調査で、脳卒中の実態解明を目的として、1961年に開始されました）の成績においては、「血清HDLコレステロールの低下はアテローム血栓性脳梗塞発症の独立した有意な危険因子」（今村他，2006）であることが報告されています（有意とは、統計で、偶然ではなく必然的に差が生じていることを指します。ある統計的仮説のもと、ある事象が生じる確率を計算し、0.05や0.01を基準に、これ未満の確率をもつ事柄が起これば仮説は正しくないと判断することがあります。この基準を5％や1％等、百分率で表したものを有意水準といいます）。

また、血清HDLコレステロールの減少は、アテローム硬化や虚血性心疾患発症の促進に関与することや（Miller＆Miller, 1975）、冠動脈疾患の危険因子になり得ることが示されています（Gordon他，1977）。

近年、多くの疫学研究成果を踏まえ、「動脈硬化性疾患リスクの高い集団のスクリーニングの診断基準としてLDL-C140mg/dL以上を中心とし、総コレステロール（TC）については、むしろ診断基準から除去」（日本動脈硬化学会，2013）するようになりました。動脈硬化性疾患予防ガイドライン2012年版（日本動脈硬化学会，2013）においては、LDLコレステロール、HDLコレステロール、トリグリセライド（TG）を脂質異常症のスクリーニングのための診断基準としています（空腹時採血

〈10－12時間以上の絶食を「空腹時」と定義。ただし、水やお茶等カロリーのない水分摂取は可〉）。同診断基準においては、LDLコレステロール140mg/dL以上を高LDLコレステロール血症、120〜139mg/dLを境界域高LDLコレステロール血症（スクリーニングで境界域高LDLコレステロール血症を示した場合は、高リスク状態がないか検討し、治療の必要性を考慮）、HDLコレステロール40mg/dL未満を低HDLコレステロール血症、トリグリセライド150mg/dL以上を高トリグリセライド血症と定めています。

　動脈硬化には、粥状動脈硬化の他に高血圧に伴う細動脈の伸展刺激等による血管の繊維肥厚による細動脈硬化や、高齢者の腹部大動脈や足の末梢動脈等の中膜にカルシウムが沈着するメンケベルグ型硬化（中膜石灰化）があります。

　動脈硬化は、食習慣や運動習慣等の生活習慣改善によって予防可能であることが報告されています。動脈硬化性疾患は遺伝素因に過食、身体活動不足をはじめとする環境因子が加わり発症します（日本動脈硬化学会，2013）。また、過食と身体活動不足はメタボリックシンドロームの主な原因となり、内臓肥満、糖代謝異常、血圧上昇、TGの増加およびHDL-Cの減少をきたします（日本動脈硬化学会，2013）。これら動脈硬化性疾患発症の原因となる生活習慣を早期に改善することが大切です。日本動脈硬化学会（2013）では、先行研究の結果に基づき、動脈硬化性疾患予防のための生活習慣改善項目を7つ挙げています（①禁煙し、受動喫煙を回避する。②過食を抑え、標準体重を維持する。③肉の脂身、乳製品、卵黄の摂取を抑え、魚類、大豆製品の摂取を増やす。④野菜、果物、未精製穀類、海藻の摂取を増やす。⑤食塩を多く含む食品の摂取を控える。⑥アルコールの過剰摂取を控える。⑦有酸素運動を毎日30分

以上行う）。

　運動実践と血清脂質値の関係については、これまで種々の検討がなされており、わが国においても、運動習慣はTGを減少させHDL-Cを増加させることが報告されています（青木, 2006）。また、海外の研究においては、4カ月間の介入プログラム（有酸素運動実施）参加群（男）は、対照群（運動プログラムの介入を受けない群）に比べてTGが有意に低値、HDL-Cが有意に高値を示すことや（Huttunen他, 1979）、週に3日以上の運動実施群は、週に1日未満の運動実施群、週に1日の運動実施群、週に2日の運動実施群に比べてTGが低値、HDL-Cが高値傾向を示すことが報告されています（Hsieh他, 1998）。

　日常生活における食事おいて、摂取する脂質の量だけでなく、脂質の種類とバランスを考慮することも動脈硬化の予防に有効と考えられます。「脂質は飽和脂肪酸を植物油に多い多価不飽和脂肪酸に置き換えることでLDLコレステロールは低下し、菜種油や魚油に多いn-3系多価不飽和脂肪酸摂取は血清トリグリセリド値を低下し、HDLコレステロールを増加」（多田, 2005）させることから、飽和脂肪酸を多く含む動物性脂肪の摂りすぎに注意すること等の配慮が必要と考えられます。

第4講　がん予防と身体活動

　厚生労働省が毎年発表している人口動態統計（厚生労働省，2014）から、日本人の死因に関する統計を見ると、2013（平成25）年は、年間126万人以上の人が亡くなり、そのうち悪性新生物（がん）によって亡くなる人が36万人以上となっています。がんは、1981年に日本人の死因別死亡率が脳血管疾患を抜いて第1位になって以来、現在に至っても右肩上がりに増加を続けています。日本人の約30％の人が、がんで亡くなることを考えますと、がんの抑制策の推進は、わが国における焦眉の課題といえます。

　WHOおよびIARC（国際がん研究機関）によって、発がんにかかわるリスク要因の評価が行われています。WHO（2003）においては、「身体活動」を結腸がんのリスクを下げる要因として「確実」と評価しています（表1）。WHOとIARCによる評価の他、WCRF（世界がん研究基金）とAICR（米国がん研究協会）（2007）による、食物・栄養要因とがんとの関連に関する評価においても、身体活動量の増加は、結腸がんの予防要因であることが「確実」と評価されています。

　国際評価のアップデートは、以下のURLから閲覧することができますのでご参照ください。

http://www.dietandcancerreport.org/cup/current_progress/index.php

　身体活動のがん予防の効果については、日本人を対象とした研究結果においてもその有効性が報告されており、結腸がんの予防に関して「ほぼ確実」、乳がんの予防効果も「可能性あり」と評価しています（表2）。

表1　生活習慣とがんの関連

関連の強さ	リスクを下げるもの（部位）	リスクを上げるもの（部位）
確実	身体活動（結腸）	たばこ（口腔、咽頭、喉頭、食道、胃、肺、膵臓、肝臓、腎臓、尿路、膀胱、子宮頸部、骨髄性白血病） 他人のたばこの煙（肺） 過体重と肥満（食道＜腺がん＞、結腸、直腸、乳房＜閉経後＞、子宮体部、腎臓） 飲酒（口腔、咽頭、喉頭、食道、肝臓、乳房） アフラトキシン（肝臓） 中国式塩蔵魚（鼻咽頭）
可能性大	野菜・果物（口腔、食道、胃、結腸、直腸） 身体活動（乳房）	貯蔵肉（結腸、直腸） 塩蔵品および食塩（胃） 熱い飲食物（口腔、咽頭、食道）
可能性あり／データ不十分	食物繊維 大豆 魚 N-3系脂肪酸 カロテノイド ビタミンB2、B6、葉酸、ビタミンB12、C、D、E カルシウム、亜鉛、セレン 非栄養性植物機能成分（例：アリウム化合物、フラボノイド、イソフラボン、リグナン）	動物性脂肪 ヘテロサイクリックアミン 多環芳香族炭化水素 ニトロソ化合物

WHO（2003）*Diet, nutrition and the prevention of chronic diseases. Technical report series* 916. IARC（2004）*IARC monograph on the evaluation of carcinogenic risks to human*, vol. 83. より津金昌一郎 作成（2007）生活習慣改善によるがん予防の可能性．公衆衛生71.

　2013年の統計資料から、わが国において、がんによる死亡数が多い部位を男女別に見ると、男性は、肺、胃、大腸の順に、女性は、大腸、肺、胃の順に死亡数が多い状況にあります（国立がん研究センターがん対策情報センター，2014）。大腸を結腸と直腸に分けた場合、結腸がんは、日本人（男女）のがんによる死亡数が多い部位の第3位に、乳がんについては、日本人女性のがんによる死亡数が多い部位の第5位といずれも上位に位置しています。このことからも、身体活動をがん予防に重要な要因として捉え、日常生活における運動習慣の確立につなげることが重要と考えます。

表2　エビデンスの評価

	全がん	肺がん	肝がん	胃がん	大腸がん 結腸	大腸がん 直腸	乳がん	食道がん	膵がん	前立腺がん	子宮頸がん	子宮体(内膜)がん	卵巣がん
喫煙	確実↑	確実↑	(ほぼ確実↑)	確実↑	可能性あり↑	データ不十分	可能性あり↑	確実↑	確実↑		確実↑	データ不十分	データ不十分
受動喫煙	データ不十分	ほぼ確実↑		データ不十分			データ不十分		データ不十分	データ不十分	データ不十分	データ不十分	データ不十分
飲酒	確実↑	データ不十分	確実↑	データ不十分	確実↑	確実↑	確実↑	確実↑	データ不十分	データ不十分	データ不十分		データ不十分
肥満	可能性あり↑ (BMI 男18.5未満、女30以上)	データ不十分	(ほぼ確実↑)	データ不十分		(ほぼ確実↑)	(閉経前)可能性あり↑(BMI30以上) / (閉経後)確実↑	データ不十分	データ不十分	データ不十分	データ不十分	可能性あり↑	データ不十分
運動	データ不十分	データ不十分			ほぼ確実↓	ほぼ確実↓	データ不十分	可能性あり↓				データ不十分	データ不十分
感染症		(肺結核)可能性あり↑	(HBV,HCV)	(H.ピロリ菌)							HPV16,18)確実↑ (HPV33,52,58 クラミジア)データ不十分		
糖尿病と関連マーカー / メタボ関連要因	可能性あり↑ / データ不十分	データ不十分 / データ不十分	(糖尿病)(ほぼ確実↑) / データ不十分	データ不十分	可能性あり↑		データ不十分	データ不十分	ほぼ確実↑ / データ不十分	データ不十分	可能性あり↑		データ不十分
社会心理学的要因	データ不十分	データ不十分		データ不十分			データ不十分	データ不十分	データ不十分				
IARC Group1		(職業性アスベスト)(ほぼ確実↑)	(飲酒) データ不十分	(EBV) データ不十分			(ホルモン補充療法) データ不十分						
その他		(服薬歴) データ不十分			(高身長) データ不十分		(授乳) 可能性あり↓				(授乳/服薬歴) データ不十分	(授乳/服薬歴) データ不十分	(授乳/服薬歴) データ不十分

	全がん	肺がん	肝がん	胃がん	大腸がん 結腸	大腸がん 直腸	乳がん	食道がん	膵がん	前立腺がん	子宮頸がん	子宮内膜	卵巣がん
食品 野菜	データ不十分	データ不十分	データ不十分	可能性あり↓	データ不十分	データ不十分	データ不十分	ほぼ確実↓	データ不十分	データ不十分	データ不十分	データ不十分	データ不十分
果物	データ不十分	可能性あり↓	データ不十分	可能性あり↓	データ不十分	データ不十分	データ不十分	ほぼ確実↓	データ不十分	データ不十分	データ不十分	データ不十分	データ不十分
大豆				データ不十分			可能性あり↓	データ不十分		可能性あり↓			
肉	データ不十分	データ不十分	データ不十分	データ不十分	(保存肉/赤肉)可能性あり↑		データ不十分	データ不十分	データ不十分	データ不十分	データ不十分	データ不十分	データ不十分
魚	データ不十分	データ不十分	データ不十分	データ不十分	データ不十分		データ不十分	データ不十分	データ不十分	可能性あり↓	データ不十分	データ不十分	データ不十分
穀類		データ不十分	データ不十分	可能性あり↑	データ不十分		データ不十分	データ不十分	データ不十分	データ不十分	データ不十分	データ不十分	データ不十分
食塩				ほぼ確実↑									
牛乳・乳製品	データ不十分	データ不十分	データ不十分	データ不十分	データ不十分		データ不十分	データ不十分	データ不十分	データ不十分	データ不十分	データ不十分	データ不十分
食パターン				データ不十分	データ不十分		データ不十分				データ不十分	データ不十分	データ不十分
飲料 緑茶	データ不十分			(男)データ不十分/(女)可能性あり↓							データ不十分	データ不十分	データ不十分
コーヒー			ほぼ確実↓		可能性あり↓	可能性あり↓	データ不十分				データ不十分	可能性あり↓	データ不十分
熱い飲食物								ほぼ確実↑					
食物繊維					可能性あり↓								
カルシウム					可能性あり↓				データ不十分				
ビタミンD					データ不十分								
栄養素 葉酸		データ不十分			データ不十分		データ不十分	データ不十分		データ不十分	データ不十分	データ不十分	データ不十分
イソフラボン	データ不十分	データ不十分	データ不十分	データ不十分	データ不十分		可能性あり↓	データ不十分	データ不十分	可能性あり↓	データ不十分	データ不十分	データ不十分
ビタミン	データ不十分	データ不十分	データ不十分	データ不十分	データ不十分		データ不十分	データ不十分	データ不十分	データ不十分	データ不十分	データ不十分	データ不十分
カロテノイド	データ不十分	データ不十分	データ不十分	データ不十分	データ不十分		データ不十分	データ不十分	データ不十分	データ不十分	データ不十分	データ不十分	データ不十分
脂質		データ不十分		データ不十分	(魚由来の不飽和脂肪酸)可能性あり↓		データ不十分		データ不十分				

※注）食事からの摂取、血中レベルの研究に基づく。(サプリメント摂取についての研究は含まない)

独立行政法人 国立がん研究センター がん予防・検診研究センター 予防研究グループ (2015)

　運動実践によるがん予防については、「肥満の解消、インスリン抵抗性（インスリンの働きが弱まること）の改善、免疫機能の増強、腸内通過時間の短縮、胆汁酸代謝（たんじゅうさんたいしゃ）への影響等のメカニズムが考えられます」（国立がん研究センターがん対策情報センター，2012）。近年、「運動の慢性効果として、２型糖尿病の成因であるインスリン抵抗性が改善する」（佐藤，2012）ことに注目が集まっています。インスリンは膵臓のランゲルハンス島β細胞から分泌されるホルモンで、糖の代謝を調整し、血糖値を一定に保つ働きをしています。特に、血中のぶどう糖を筋肉等へ取り込むことに関与し、細胞内でのエネルギー利用に重要な働きを担っていますが、後天的な因子（運動不足や肥満等）や遺伝的な因子（インスリン受容体による糖の取り込み異常等）によって、筋肉細胞等に糖を取り込む機能が低下する状態が生じることがあります。インスリン抵抗性とは、このようにインスリンの作用が不十分な状態を指します。インスリン抵抗性によって、血糖値が高まると血糖をコントロールするために、より多くのインスリンが分泌されます。

　がんとインスリンの関係については、インスリンに細胞を増殖させる作用があることが指摘されており、運動不足や腹部の肥満に伴うインスリン抵抗性が腫瘍の増殖に関与することがモデルとして提示されています（Giovannucci & Michaud, 2007）。また、わが国の研究からも「インスリン抵抗性が進めば、大腸がん発がんや大腸腺腫発生に寄与するだけでなく、腫瘍の発育や増大傾向に繋がる」（佐藤他，2012）ことが指摘されています。さらに、「乳がんの増加は糖尿病の増加とも並行しており、高脂肪・高カロリー食や運動不足から引き起こされるインスリン抵抗性が高インシュリン環境を作り出し、それが乳がんの増加にも寄与す

る」（田島，2010）ことが示唆されています。

　脂肪細胞からは、インスリン抵抗性の改善に影響を与えるアディポネクチンといわれる生理活性タンパク質が分泌されますが、肥満に伴うアディポネクチン産生の低下が指摘されています。身体活動の実践とバランスのとれた栄養摂取は、肥満解消や予防に役立つことから、インスリンの分泌量調整を介して、がん細胞増殖を抑制することが期待されます。

　国立がん研究センターがん対策情報センター（2014）では、日本人のがん予防のため「歩行またはそれと同等以上の強度の身体活動を1日60分」、また、「息がはずみ汗をかく程度の運動は1週間に60分程度」行うこと等の実践例を挙げています。スポーツや余暇における身体活動を、がんの予防対策として活用してみてはいかがでしょうか。

第5講　運動を始める前に確認してほしいこと

　運動に起因して、突然死や急性・重篤な内科的疾患、整形外科的な障害が発生することがあります。運動の実践者は、健康保持・増進のための運動も、やり方を間違えば逆に健康を害する危険性があることを心得ておく必要があるでしょう。内科的・整形外科的疾患の有無や運動を始める前の体調等の確認は、高齢者だけでなく運動をするすべての人に行ってほしいことです。これらのことから、運動実施前にメディカルチェックを受けることが推奨されます。

　メディカルチェックの目的は、医学的見地から健康状態を確認するとともに、運動に対する適応と運動実践に伴う疾患の発生・悪化の危険性を把握し、運動禁忌の見極めや安全かつ効果的な運動を行うための運動処方の作成および運動指導、生活管理等に生かすことです。運動処方とは、疾病予防、健康増進等を目的として行う運動の内容（種目、強度、頻度、時間等）を個人の健康状態や運動実践による効果および危険性を考慮して決めたものを指します。

　メディカルチェックは、問診表（質問紙）による健康状態等の把握と、質問紙の回答結果を踏まえた医師による問診、診察、臨床検査（心電図・血圧測定、尿検査、胸部X線検査、血液検査）等によって行われ、必要に応じてより詳細な内科系・整形外科系の検査を行います。

　以下の①〜④の項目は、メディカルチェックとしての問診の例です。①既往・現病歴：心疾患、脳血管疾患、呼吸器疾患、腎疾患、肝疾患、精神疾患、整形外科的疾患、外傷歴、手術歴、治療中の疾患、服薬の状況等、②家族歴：突然死、心疾患、脳血管疾患等、③自覚症状：動悸、

息切れ、めまい、倦怠感、胸痛、腹痛、頭痛、関節痛、関節可動域等、
④生活習慣：食生活（栄養バランス、朝・昼・夕食、間食の摂取状況）、
飲酒（頻度、1日の飲酒量）、喫煙（喫煙歴、1日の喫煙本数）、運動（運
動歴、運動経験等）、睡眠・休養等。メディカルチェックでは、これら
の問診項目を総合的に把握します。

　内科的メディカルチェックの基本的な検査項目は、安静時血圧、形態
測定（身長、体重、体脂肪率、腹囲）、血液検査（LDLコレステロール、
HDLコレステロール、中性脂肪、赤血球数、ヘモグロビン、ヘマトク
リット、白血球数、尿酸、血糖、血中尿素窒素、クレアチニン、GOT、
GPT、γ-GTP、総蛋白、総ビリルビン）、尿検査（尿蛋白、尿潜血、尿
糖）等です。整形外科的メディカルチェックとしては、関節の弛緩性、
アライメント（骨の配列・バランス等、体の軸の相対的な位置関係）、
筋の柔軟性、動作に伴う痛みの評価等が挙げられます（問診や検査項目
の内容は、各医療機関の定め等によって異なります）。

　日本臨床検査医学会（2012）は、「脂質異常症は、心血管イベントの
最大の危険因子である。しかし、ほとんどの場合は自他覚所見を認めな
い。したがって、健診や他の疾患で脂質検査が行われた際に、偶然に脂
質異常症を指摘されることが多い」として、自他覚所見を認めない疾患
の危険性と臨床検査による早期発見の重要性について示唆しています
（心血管イベントとは、心筋梗塞・脳梗塞・脳出血〈日本透析医学会，
2011〉等のことを指していますが、定義の詳細は、研究組織・研究者に
よって若干異なります）。自覚症状や心疾患の家族歴・既往歴が無い場
合でも、血液検査や安静時心電図検査を実施し、異常の有無を確認する
ことが望まれます。

　前述の基本的な検査項目では十分でないと医師が判断した場合は、心

疾患の有無を検討するための心エコー図検査や心電図検査、運動実践に伴う不整脈等の発生を確認するための漸増運動負荷検査、動脈硬化の状態を観察するための眼底検査等を適宜実施します。漸増運動負荷検査では、体に心電計、血圧計、呼気ガス（酸素濃度、二酸化炭素濃度等）分析用のマスク等の検査機器を装着し、自転車エルゴメーター（自転車こぎの動作を行う運動機器）やトレッドミル（ウォーキング・ランニングの動作を行う運動機器）等を使った運動実施中の呼気ガス、心拍数、血圧、心電図、自覚症状等について検査を行います。

　臨床検査の結果、心臓、腎臓、眼底等の異常や高血圧の程度を考慮して、医師がスポーツ活動実施の可否や運動許容条件を判断します。

　日本体育協会指導者育成専門委員会スポーツドクター部会監修（2011）によるスポーツ医学研修ハンドブックでは、スポーツ参加を禁止すべき徴候として、①急性炎症性疾患（急性上気道炎、急性肝炎、急性腎炎、急性心筋炎、急性心膜炎、ほか）、②重篤な疾患（急性心筋梗塞、不安定狭心症、重症心不全、重症弁膜症、解離性大動脈瘤、重症不整脈、ほか）、③管理不十分な慢性疾患（糖尿病、高血圧、甲状腺疾患、痛風、ほか）、④運動により病態の悪化をきたす疾患（拡張型心筋症、重症肥大型心筋症、慢性活動性肝炎、慢性腎炎、肺高血圧・心不全を伴う先天性心疾患、ほか）の4項目を挙げています（武者，2011）。メディカルチェックによって、これらの疾患を早期に発見し、運動に伴う障害の発生を未然に防ぐことが重要です。

　前述の医療機関におけるメディカルチェックとは異なりますが、学校では、「学校における健康診断」の結果に基づき、児童生徒等に「疾病の予防処置を行い、又は治療を指示し、並びに運動及び作業を軽減する等適切な措置をとらなければならない」（学校保健安全法第14条）こと

が定められています。学校における健康診断（学校保健安全法施行規則
第6条）の項目は、以下のとおりです（2015年7月現在）。

　①身長・体重及び座高、②栄養状態、③脊柱及び胸郭の疾病及び異常
の有無、④視力及び聴力、⑤眼の疾病及び異常の有無、⑥耳鼻咽頭疾患
及び皮膚疾患の有無、⑦歯及び口腔の疾病及び異常の有無、⑧結核の有
無、⑨心臓の疾病及び異常の有無、⑩尿、⑪寄生虫卵の有無、⑫その他
の疾病及び異常の有無

> 　「学校保健安全法施行規則の一部を改正する省令（平成26年文部科学省令第21
> 号）」の公布にともない，児童生徒等の健康診断に係る以下の改正規定等について
> は平成28年4月1日から施行されることになりました（文部科学省，2014）。
> ・座高の検査について，必須項目から削除すること。
> ・寄生虫卵の有無の検査について，必須項目から削除すること。
> ・「四肢の状態」を必須項目として加えるとともに，四肢の状態を検査する際は，
> 　四肢の形態及び発育並びに運動器の機能の状態に注意することを規定すること。

　「心臓の疾病及び異常の有無」のスクリーニングの一環として行われ
る心電図検査は、運動に伴う突然死に関わる不整脈等の発見につながる
有効な検査項目の1つです。学校における健康診断の心電図検査で異常
が発見された場合は、必要に応じて病院での心電図検査、心エコー図検
査、漸増運動負荷検査等を受け、医師から運動種目および運動強度の許
容条件等の所見を得て生活管理にあたります。

　最後に、スポーツ活動前に自分でチェックすることができる健康状態
の項目をご紹介します。医療機関におけるメディカルチェックの結果、
異常が発見されなかった場合においても、心身の状態は日々変化します
ので、運動前に必ず自らの健康状態を確認することが大切です。

　表3に示す自覚症状の確認項目には、スポーツ障害に関わる心身の状
態が示されています。

表3　運動前に行うセルフチェック

1	熱がある（概ね37℃以上を目安に）	はい	いいえ
2	安静時の血圧がふだんより高い（概ね＋20mmHg以上を目安に）	はい	いいえ
3	安静時の心拍数が100拍／分以上ある	はい	いいえ
4	身体がだるい、または、疲労が残っている	はい	いいえ
5	睡眠不足である	はい	いいえ
6	二日酔い、または、飲酒による体調不良である	はい	いいえ
7	食欲がない、下痢をしている（いずれかに該当）	はい	いいえ
8	頭痛、腹痛、胸痛がある（いずれかに該当）	はい	いいえ
9	関節痛、筋肉痛がある（いずれかに該当）	はい	いいえ
10	スポーツする意欲がわかない	はい	いいえ

※1つでも「はい」に該当する項目がある場合は、
その日の運動は休みましょう

<原著>日本体育協会（1989）日本体育協会スポーツ医科学研究「スポーツ行事の安全管理に関する研究」．<第1改変>武者春樹 著．日本体育協会指導者育成専門委員会スポーツドクター部会監修（2011）スポーツ医学研修ハンドブック．<第2改変>庄野菜穂子（2012）メディカルチェックと運動処方．公衆衛生76(6)．より著者改変．

　表3のリストを用い運動前にセルフチェックして、「はい」に該当する項目が1つでもあった場合は、その日のスポーツ活動を控えるべきでしょう。また、該当した項目の症状が1週間以上続く場合は、必ず医師の診察を受けるようにしましょう。

第6講　健康づくりのための身体活動基準

　生活習慣病の予防には、どのような運動をどの程度行えばよいのでしょうか。

　厚生労働省は、脳卒中や冠動脈疾患等の動脈硬化性疾患、これら重篤な疾患の基礎疾患である、糖尿病、高血圧症、脂質異常症等の生活習慣病の予防を目的として、2006年7月に、「健康づくりのための運動基準2006～身体活動・運動・体力～　報告書」（以下、「旧基準」）および「健康づくりのための運動指針2006～生活習慣病予防のために～＜エクササイズガイド2006＞」（以下、「旧指針」）を策定しました。策定の背景には、急速な人口高齢化と疾病構造の変化やそれに伴う国民医療費の増加、生活習慣病の重症化の結果としての介護保険財政の圧迫等の諸問題があります。国民一人一人の健康の保持・増進は、健全な社会構築の上で極めて大切な要素です。この運動指針では、水泳やジョギング、テニス等のスポーツに限らず、通勤時の徒歩、掃除、洗車、子どもと遊ぶ等、日常生活における身体活動を一定時間確保することで生活習慣病が予防できることを具体的な数値で示したことが特徴でした。スポーツや日常生活における身体活動の種類に応じて「1エクササイズ」という単位を設定し、1週間で「23エクササイズ（メッツ・時）／週」以上の活発な身体活動を行うことで、内臓脂肪の減少、血糖値や血中脂質値、血圧値の改善による生活習慣病の発症リスクの低下を図ろうというものです。指針の策定にあたっては、国内外の論文794本の精読を経て、研究方法・測定精度等一定の基準を満たす論文のみを厳選し、検討がなされています。

　旧指針に示す「エクササイズ」は、身体活動の量を表す単位で、身体活動の強度（メッツ）に身体活動の実施時間（時）をかけたものです（メッツ〈METs: metabolic equivalents〉とは、身体活動におけるエネルギー消費量を座位安静時代謝量（酸素摂取量で約3.5mL/kg/分に相当）で除したもの）。酸素1.0リットルの消費を約5.0kcalのエネルギー消費と換算すると、1.0メッツ・時は体重70kgの場合は約70kcal、60kgの場合は約60kcalとなります。このように標準的な体格の場合、1.0メッツ・時は体重とほぼ同じエネルギー消費量となるため、メッツ・時が身体活動量を定量化する場合によく用いられます（厚生労働省，運動基準・運動指針の改定に関する検討会，2013）。

　より強い身体活動ほど短い時間で１エクササイズ（メッツ・時）となります。「１エクササイズ」に相当する活発な身体活動は、生活活動（身体活動のうち、運動以外のものをいい、職業活動上のものも含む）では、「歩行」（20分）、「自転車」（15分）、「子どもと遊ぶ」（15分）、「階段昇降」（10分）等が挙げられます。一方、運動（身体活動のうち、体力の維持・向上を目的として計画的・意図的に実施するもの）では、「軽い筋力トレーニング」（20分）、「バレーボール」（20分）、「速歩」（15分）、「ゴルフ」（15分）、「軽いジョギング」（10分）、「エアロビクス」（10分）、「ランニング」（７〜８分）等が「１エクササイズ」に相当します（厚生労働省、運動所要量・運動指針の策定検討会〈2006〉健康づくりのための運動指針2006．より抜粋）。

　2013年３月には、「旧基準」および「旧指針」が改定され、「健康づくりのための身体活動基準2013」が策定されました。この新基準では、子どもから高齢者までの基準設定を検討し、生活習慣病罹患者やその予備群の者および生活機能低下者（ロコモティブシンドロームおよび認知症

等の者）の疾病予防等に向けた身体活動の在り方について示しています。従来の「旧基準」および「旧指針」に示す、23エクササイズ（メッツ・時）／週の値は、最新の科学的知見、特に日本人を対象とした知見に照らしてもなお有効であることが示唆されており（厚生労働省，2013）、2013年の改定においても、18〜64歳における身体活動（生活活動・運動）の基準として、引き続き用いられています（表４）。

18〜64歳の身体活動（生活活動・運動）は、いずれも「３メッツ以上の強度」の身体活動を毎日60分行うことを基準の１つにしています（23METs・時／週（≒3.3METs・時／日）は、３METs以上の強度の身体活動で１日当たり約60分に相当〈田中，2006〉）。

表４　健康づくりのための身体活動基準2013（概要）

血糖・血圧・脂質に関する状況		身体活動（生活活動・運動）※1		運動		体力（うち全身持久力）
健診結果が基準範囲内	65歳以上	強度を問わず、身体活動を毎日40分（＝10メッツ・時／週）	今より少しでも増やす（例えば10分多く歩く）※4	—	運動習慣をもつようにする（30分以上・週2日以上）※4	—
	18〜64歳	3メッツ以上の強度の身体活動※2を毎日60分（＝23メッツ・時／週）		3メッツ以上の強度の運動※3を毎週60分（＝4メッツ・時／週）		性・年代別に示した強度での運動を約3分間継続可能
	18歳未満	—		—		—
血糖・血圧・脂質のいずれかが保健指導レベルの者		医療機関にかかっておらず、「身体活動のリスクに関するスクリーニングシート」でリスクがないことを確認できれば、対象者が運動開始前・実施中に自ら体調確認ができるよう支援した上で、保健指導の一環としての運動指導を積極的に行う。				
リスク重複者又はすぐ受診を要する者		生活習慣病患者が積極的に運動をする際には、安全面での配慮がより特に重要になるので、まずかかりつけの医師に相談する。				

※1 「身体活動」は、「生活活動」と「運動」に分けられる。このうち、生活活動とは、日常生活における労働、家事、通勤・通学などの身体活動を指す。また、運動とは、スポーツ等の、特に体力の維持・向上を目的として計画的・意図的に実施し、継続性のある身体活動を指す。
※2 「3メッツ以上の強度の身体活動」とは、歩行又はそれと同等以上の身体活動。
※3 「3メッツ以上の強度の運動」とは、息が弾み汗をかく程度の運動。
※4 年齢別の基準とは別に、世代共通の方向性として示したもの。

厚生労働省（2013）

　以下に、「3メッツ以上の強度」の身体活動の例を示します（厚生労働省，運動基準・運動指針の改定に関する検討会〈2013〉健康づくりのための身体活動基準2013．より抜粋）。

　3メッツ以上の強度の身体活動（生活活動）：普通歩行（3.0メッツ）、犬の散歩をする（3.0メッツ）、そうじをする（3.3メッツ）、自転車に乗る（3.5〜6.8メッツ）、速歩きをする（4.3〜5.0メッツ）、子どもと活発に遊ぶ（5.8メッツ）、等。

　3メッツ以上の強度の運動（息が弾み汗をかく程度の運動）：ボウリング・社交ダンス（3.0メッツ）、ラジオ体操第一（4.0メッツ）、ゆっくりとした平泳ぎ（5.3メッツ）、ゆっくりとしたジョギング（6.0メッツ）、ハイキング（6.5メッツ）、テニスのシングルス（7.3メッツ）等。

　なお、3〜6歳の小学校就学前の子どもに対しては、文部科学省幼児期運動指針策定委員会（2012）が策定した「幼児期運動指針」に、「毎日、合計60分以上、楽しく体を動かすこと」が運動実践の目安として示されています。

　前述の健康づくりのための身体活動基準は、科学的知見の蓄積に基づいて定められた信憑性の高いものですが、一般的な目安を示したものであり、「実際に個々人に基準を適用する際には、個人差等を踏まえて柔軟に対応することが必要」（厚生労働省，運動基準・運動指針の改定に関する検討会，2013）です。各人の運動経験、既往歴、運動の好み等を十分に考慮し運動実践につなげることが重要です。

　「健康づくりのための身体活動基準2013」に示されている運動種目とメッツを参考に、1週間に23メッツ・時の運動メニューを作成してみると、働き盛りの勤労者や子育て奮闘中の主婦・主夫にとって、スポーツ活動時間を増やすことでの目標達成が困難であることに気がつきます。

　平成25年国民健康・栄養調査報告（厚生労働省, 2015）によると、「運動習慣のある者」（１回30分以上の運動を週２回以上実施し、１年以上継続している者）の割合（20歳以上）は、男性33.8％、女性27.2％を示しています。年齢階級別で見ると、その割合は30歳代で男女ともに15％未満（男性13.1％、女性12.9％）と最も低く、40～50歳代においても男性は25％未満（40歳代24.1％、50歳代22.1％）、女性は20％前後（40歳代16.6％、50歳代20.7％）を示しています。

　多忙な現代人にとって、目標とされる週２回以上のスポーツ実践を習慣化することは容易ではありません。「健康づくりのための身体活動基準2013」に示されている週「23メッツ・時」を達成するためには、日常生活における移動手段等に工夫を加え、運動量を増やすことが鍵になりそうです。

第7講　ウォーキングと運動習慣

　ウォーキングやジョギングは、身体活動量を増やす最も簡易で有効な手段といえるでしょう。

　ウォーキングやジョギング等の有酸素運動が、健康づくりのためのスポーツとして日本に定着したのは、1970年代初頭、米国を中心にベスト・セラーとなった啓蒙書『エアロビクス』が、翻訳・紹介されてからでした。空軍医であったCooper（1970）が、この本を公にしたねらいは、現代人のなかに蔓延している運動不足の習慣を改善することでした。ジョギング等のエアロビクス（有酸素運動）が、呼吸循環系等の諸機能や心理状態の改善、肥満や糖尿病等の予防に有効であることが示されたことで、日本でもジョギングがブームとなりました。最近では、関節や呼吸循環系への負担が、ジョギングよりも少ないウォーキングをする人が多く見受けられるようになりました。

　歩数計を装着し、1日1万歩を目指し運動している方も多いと思います。1日1万歩の推奨は、海外の医学雑誌から、1週間当たり約2,000kcal以上の身体活動を長期的に継続することが、成人期における心臓発作（Paffenbarger他，1978）や心血管疾患または呼吸器疾患を起因とした死亡率の低減に関係している（Paffenbarger他，1986）ことを根拠としています。

　わが国では、第三次国民健康づくり対策として行われてきた「健康日本21」（健康日本21企画検討会・健康日本21計画策定検討会，2000）の最終評価等を踏まえ、健康日本21（第二次）においては、身体活動・運動対策の指標として、「意欲や動機付けの指標でなく、「歩数の増加」や

「運動習慣者の割合の増加」などの行動の指標を用いることが重要」（厚生科学審議会地域保健健康増進栄養部会，次期国民健康づくり運動プラン策定専門委員会，2012）であるとしています。

　近年、がん、心血管疾患、脳血管疾患、糖尿病、慢性閉塞性肺疾患等のNCD（Non Communicable Diseaseの略。非感染性疾患）は、世界中の社会経済的開発の阻害要因となることが懸念されていますが、「歩数の増加」は、NCDの予防にも有効であることが報告されています。

　「歩数は身体の移動を伴うような比較的活発（概ね３メッツ以上）な身体活動の客観的な指標」であり、「「歩数の増加」は、健康寿命を延伸し、NCDを予防し、社会生活機能の維持・増進する上で、直接的かつ効果的方策であるため、指標として有用」（厚生科学審議会地域保健健康増進栄養部会，次期国民健康づくり運動プラン策定専門委員会，2012）であることから、ウォーキング等の実践が推奨されます。

　厚生労働省が毎年実施している国民健康・栄養調査によると、平成25年統計において日本人の１日の平均歩数（20歳以上）は、男性7,099歩、女性6,249歩でした（厚生労働省，2015）。健康日本21（第二次）（厚生科学審議会地域保健健康増進栄養部会，次期国民健康づくり運動プラン策定専門委員会，2012）においては、歩数は65歳以降加齢に伴い減少していくので、20歳〜64歳と65歳以上の２つの年齢群に分けて目標値（20歳〜64歳〈男性9,000歩、女性8,500歩〉、65歳以上〈男性7,000歩、女性6,000歩〉）を定めています。

　上記の年齢階級別歩数（目標値）は、日常生活において運動実践する際の目安となるものです。個人の健康状態や運動経験に応じて必要となる運動プログラムは異なりますので、地域の体育施設のトレーナー等、運動指導の専門家に相談しながら、自分に最適な目標値を決め、実践す

ることが大切です。

　近年、トレーニング機器が充実したこともあり、毎日多くの方々が、目標とするカロリーの消費を目指し、トレーニングマシンの上で、黙々と汗を流しています。体重等の情報をトレッドミル（ウォーキング・ランニングの動作を行う運動機器）に入力することで、歩行のスピードや傾斜に応じた消費カロリーが表示されるため、運動量の目安として有用です。疾病予防、健康増進の手段として、トレーニングマシンに表示されるデータを活用することは、多忙な現代人にとって確かに便利な一面もありますが、時には、デジタル表示から目を離し、四季折々の風を感じながら、歩くこと走ることを楽しんでみてはいかがでしょう。もう1つのスポーツの魅力を発見できるかもしれません。

第8講　肥満とやせの予防～健康的に減量を～

(1)　肥満の予防

　体格（肥満度）を判定する基準にボディマス指数（以下、BMI）とい
う数値があります。BMIは、［体重(kg)］÷［身長(m)の2乗］で簡単に
算出することができます。統計学的にみてこの値の22前後が最も有病率
が低い傾向にあることが知られています。このことから、以前、日本肥
満学会（1993）ではBMI22を用いて標準体重の算出を行い、20以上24未
満を普通、20未満をやせ、24以上26.4未満を過体重、26.4以上を肥満、
と判定していました。その後、肥満の判定についてはWHOの勧告を参
考に国際的に見直しと統一化が図られ、現在では、日本肥満学会におい
てもWHOに準じ表5に示すような判定基準を提示しています（主に成
人を対象とした基準で、小児期の体格の判定には適しません）。

表5　肥満度分類

BMI	判　定
＜18.5	低 体 重
18.5≦ ～ ＜25	普 通 体 重
25≦ ～ ＜30	肥 満（1 度 ）
30≦ ～ ＜35	肥 満（2 度 ）
35≦ ～ ＜40	肥 満（3 度 ）
40≦	肥 満（4 度 ）

日本肥満学会（2000）より著者改変

　脂肪の蓄積による肥満は、メタボリックシンドロームとよばれる病態や多くの生活習慣病に関与しています。メタボリックシンドロームとは、内臓脂肪型肥満に高血糖、高血圧、高脂血症（脂質異常症）のうち２つ以上を合併した状態を指します。各疾患が健康状態を悪化させる原因となりますが、メタボリックシンドロームとなることで相乗的に動脈硬化性疾患の発生頻度が高まります。これらの疾患の予防には、標準体重と適正体脂肪率を保持することが重要です。

　肥満の成因には、遺伝要因と環境要因が含まれますが、多くは身体活動や食事等の環境要因に依り、日常生活における生活習慣を改善することで予防が可能です。

　効率よく体脂肪を分解し消費するためには、軽度から中等度の身体活動を一定時間実施し、脂肪の分解を活性化させることが有効です。そのような有酸素運動を中心とした身体活動は、脂肪燃焼に効果がありますし、トレーニングで筋量を増加させることは、基礎代謝量の増加にも繋がります。減量におけるスポーツの活用は、十分な時間を確保することの難しさがあることや、トレーニングに伴う基礎代謝量増加による減量効果が顕著とは言い難い側面もありますが、運動遂行能力の向上に関わる骨格筋、骨、心臓が鍛えられるだけでなく、mind（心）、spirit（知・魂・生きがい）の充実等、食事制限では決して得ることのできない多くのメリットがあることも特筆すべき特徴といえるでしょう。

　運動と栄養の両面を考慮した減量においては、両方のバランス（質・量）を十分に考慮し、心身への負担を最小限に止め、健康的な状態を保持しながら継続することが成功の秘訣です。

⑵　やせ志向のリスク

　体格と疾病の関係では、肥満に伴う生活習慣病への罹患について取り
上げられることが往々にしてありますが、低体重と疾病の関係について
も注目する必要があるでしょう。

　肥満の原因となる脂肪は、「無いに越したことはない」と思われがち
ですが、脂肪も健康の保持に必要な身体組成です。脂肪は、体を動かす
ためのエネルギーバランスの調節、体温を一定に保つための機能、ホル
モンバランスの保持等に役立っています。また、コレステロールや脂肪
の材料となる糖は、脳を正常に機能させるために必要な栄養素です。高
田（2002）は、「脳細胞の突起は電気反応により情報を伝達しますが、
電気の漏れを防ぐために突起の周囲を脂肪（ミエリン膜）で取り巻いて
いるのです。この原料として脂肪が必要です。さらに神経細胞も膜の安
定のためにコレステロールは必要なのです」と述べ、コレステロールが
精神状態の安定に重要な役割を担っていることを指摘しています。

　従来から、やせ型は、呼吸器系疾患による死亡率が高い傾向にあるこ
とが報告されていました。最近では、自己の体型を過体重の方に過大評
価することでの「やせ願望」からくる欠食等、青少年の女性における不
適切な食行動が問題視されています。古川他（2003）が中学生から大学
生の児童・生徒（女性を中心に）を対象に行った調査報告では、普通体
重の者の90％以上、低体重の者の約70％がやせたいと思っている実態が
示されています。平成25年国民健康・栄養調査報告（厚生労働省，
2015）においては、女性のやせの者の割合は12.3％であり、10年間で増
加傾向にあることが報告されています。「やせ願望」が過剰になると摂
食障害をもたらす場合もあり、自らの体格に対する心理的ストレスが健
康に悪影響を与えることが憂慮されます。

　運動をすることでやせようとする者の中には、発汗を目的として、必要以上にトレーニングウエアを着込み、プロボクサーさながらの急激な減量に挑戦する人も見受けられます。このような運動や無理なダイエットは、目標とする体脂肪の減少の効果が低いだけでなく、体を壊す原因となります。女性の「やせ願望」は理解できなくもありませんが、低体重がリスクを伴うことも十分に理解して、適切なダイエットと運動実践による体重管理を行ってほしいものです。

　陸上のトラック競技、バレーボール、フィギュアスケート等、国際大会で活躍する女性トップアスリートは皆、モデル顔負けの美しいスタイルですが、決して栄養バランスを欠いた無理なダイエットを行っている訳ではありません。彼女たちがスリムな体型を保持できる理由は、身体活動と運動量に応じたタイムリーでバランスの良い食事、規則正しい生活習慣を心掛けているからなのです。

第9講　スポーツと"こころ"

⑴　スポーツの心理社会的効果

　コンピューターの導入をはじめとする近年の科学技術の革新と経済的な発展にともない、私たちの生活は大変便利になりました。しかしその反面、現代社会はストレス社会ともいわれ、人間関係の摩擦、将来への不安等を原因とする急性あるいは慢性的な心理的ストレスが健康を害し生命を脅かすことも稀ではありません。

　最近では、多くの研究で心理的ストレスが生活習慣病の危険因子となることが指摘されています。心理的ストレスによる自律神経系の機能が、動脈硬化病変の発生・進展、心筋虚血に関与していることや、免疫力を低下させることが明らかとなっています。また、心理的ストレスに起因する不適切な摂食行動や喫煙、過度な飲酒等のライフスタイルも生活習慣病の危険因子といえます。健康づくりのためのスポーツ活動は、これまで、"からだ"（呼吸循環系、筋力の改善等、生理的な要素）への効果が重視される傾向にありましたが、健康が"こころ"と"からだ"のバランスによって維持されていることを考慮すると、スポーツ活動による「生きがいづくり」、「仲間づくり」、「ストレスマネジメント」等の心理的・社会的な効果にも注目していくべきでしょう。

　身体活動にリラクセーション効果があることは、私達も経験上なんとなく理解できます。定期的に適度な身体活動を行うことは、"からだ"の健康のみならず"こころ"の健康づくりのための一助となることが期待されます。WHOは、高齢者の身体活動促進のためのガイドラインの中で、

身体活動の実践が個人に与える生理的・心理的・社会的恩恵を、おのおの即時的恩恵と長期的効果に分けて示しています（Chodzko-Zajko, 1997）。同ガイドラインにおいては、心理的な即時的恩恵として、「リラクセーション」、「ストレスと不安の低減」等を、長期的効果として、「メンタルヘルスの改善」、「認知機能の改善」等を挙げています。ガイドラインに記されている社会的な長期的効果としての「社会的・文化的ネットワークの拡大」、「役割の保持や新たな役割の獲得」、「新たな交友関係の形成」等（Chodzko-Zajko, 1997）は、"こころ"の健康の保持増進においても極めて重要な要素といえるのではないでしょうか。グループで行うスポーツ活動は、社会的・知的交流を深め、生きがいの創造に好影響を与えることが考えられます。また、スポーツ活動を通した世代間、健常者・障害者間の交流は、ノーマライゼーションの推進や高齢社会における健康寿命の延伸にも寄与するものと考えます。

　健康づくりの手段としてのスポーツと、自己実現の目的としてのスポーツライフの充実に向けて、スポーツ活動における仲間との"こころ"の触れ合いを大切にしたいものです。

⑵　青少年のスポーツ経験と"しなやかな心"

　近年、青少年のスポーツクラブ経験が、日常生活における心理的対処能力に影響を及ぼしている（徳永他, 1995）ことや、運動部活動は有能感と学校生活適応感に影響を及ぼすことで間接的に社会的スキルに影響を与えている（青木, 2005）ことが報告されています。

　これらの先行研究において示されているように、運動部活動やスポーツクラブ活動への参加は、子どもたちの"しなやかな心"を育むための経験として大いに生かされることが期待されます。

　また、近森他（2003）は、縦断的な調査に基づき、思春期の運動習慣とセルフエスティームおよびストレス対処スキルとの間に密接な関係があることを示し、運動習慣やセルフエスティームの形成を含むライフスキル教育の重要性について述べています。セルフエスティーム（自尊感情）とは、「人がもっている自尊心、自己受容などを含めた、自分自身についての感じ方のことであり、自己概念と結びついている自己の価値とコンピテンス（能力）の感覚・感情」（鈴木，2006）です。セルフエスティームは、精神的健康や健康行動に影響する極めて重要な心理的要因といえます。Cross（1996）は、「強固でポジティブな自己概念を有する生徒は、ポジティブな予期を行うことやより積極的に目標を追い求めることから、恐らくその努力が成功につながる」と述べ、青少年期におけるセルフエスティーム形成の重要性について指摘しています。

　家庭、地域、学校において、スポーツを活用した“しなやかな心”を育成するための取組みの推進が望まれますが、運動部活動やスポーツクラブ等への参加においては、子どもの身体活動・スポーツに関する学習準備段階（困難なく学習できる状態にあること）に留意することが大切です。子どもの学習準備段階を考慮しないプログラムや言葉がけ等は、スポーツ障害や運動実践に対する意欲低下の原因となるだけでなく、“しなやかな心”の育成効果を低下させたり、運動嫌いを生成したりする可能性が十分に考えられます。したがって、運動部活動やスポーツクラブにおける指導においては、保護者やスポーツ指導者が、子どもの運動経験や身体条件、動機づけ等を含めた学習準備段階等を十分理解した上でスポーツ活動への参加を促す必要があるといえるでしょう。

第10講　子どもの体力と成育環境

　2007年に日本学術会議が纏めた対外報告において、「体力・運動能力の低下」の問題が、「子どもの危機」とも呼ぶべき状況の１つとして取り上げられました。子どもの体力・運動能力の改善が望まれる理由は、運動不足が脂質・糖代謝の低下に影響し、肥満症や心臓・血管系の疾患等の生活習慣病への罹患、体温調節機能への影響等、生涯にわたる健康の保持増進に関連しているためです。また、体力は、意欲・気力の充実に大きく関わっており、人間の発達・成長を支える基本的な要素でもあります。わが国では、国民の体力・運動能力の現状把握、体育・スポーツの指導と行政上の基礎資料を得ることを目的とした「体力・運動能力調査」が、文部科学省によって実施されています。「体力・運動能力調査」は、小学生から高齢者に至る幅広い年齢層を対象として、毎年行われており、体力向上による健康増進策等に活用されています。現在、体力・運動能力は、文部科学省の定める「新体力テスト」の結果に基づき、評価が行われています。表６は、「新体力テスト」の項目と評価の内容およびその運動特性を示したものです。

　各テスト項目によって「すばやく移動する能力」、「運動を持続する能力」、「すばやく動き出す能力」、「運動を調整する能力」、「大きな力を出す能力」、「筋力を持続する能力」、「大きく関節を動かす能力」、「すばやく動作を繰り返す能力」を評価することができます。

表6　新体力テスト項目と評価内容の対応関係

テスト項目	運動能力評価	体力評価		運動特性	
50m走	走能力	スピード	すばやく移動する能力	すばやさ	力強さ
持久走	走能力	全身持久力	運動を持続する能力	ねばり強さ	
20mシャトルラン	走能力	全身持久力	運動を持続する能力	ねばり強さ	
立ち幅とび	跳躍能力	瞬発力	すばやく動き出す能力	力強さ	タイミングの良さ
ボール投げ	投球能力	巧緻性 瞬発力	運動を調整する能力 すばやく動き出す能力	力強さ	タイミングの良さ
握力		筋力	大きな力を出す能力	力強さ	
上体起こし		筋力 筋持久力	大きな力を出す能力 筋力を持続する能力	力強さ	ねばり強さ
長座体前屈		柔軟性	大きく関節を動かす能力	体の柔らかさ	
反復横とび		敏捷性	すばやく動作を繰り返す能力	すばやさ	タイミングの良さ

※ねばり強さ：動きを持続する能力
※小学生では20mシャトルラン、中学生では持久走と20mシャトルランのどちらかを選択

文部科学省（2012）

　私たちは普段なにげなく、健康の指標の１つとして"体力"という言葉を使っていますが、体力とは、そもそもいかなる要素を含んでいるのでしょうか。『学校体育用語辞典』（松田・宇土 編，1993）によると、"体力"は次のように定義されています。「ストレスに耐えて生を維持していくからだの防衛力と、積極的に仕事をしていくからだの行動力（猪飼道夫，1968）。体力に精神的要素を含めるかどうかの議論があるが、これについては、含むというのが基本的見解である。（中略）体力は防衛体力（抵抗力）と行動体力（行動力）とに大別される。前者は、外界から身体に与えられる様々なストレス、例えば、細菌・寄生虫などの生物的刺激、気圧・温度・湿度などの自然気候的刺激、衝突・転倒による機械的刺激に対処、適応していく能力であり、後者は、身体のもつエネルギーを用いて外界に働きかけ、各種の行動をなすための基礎となる体力である。防衛体力を生存性の体力、行動体力を生産性の体力ともいう」

　図2は、前述の猪飼による体力の定義を構造図で示したものです。体力は身体的要素と精神的要素に大別され、おのおの行動体力と防衛体力に分類され、更に形態と機能のカテゴリーに分けられています。猪飼（1962）の示す体力と「新体力テスト」の測定項目を照らし合わせてみると、「新体力テスト」の測定項目は、身体的要素の行動体力の機能の評価に該当することが分かります。

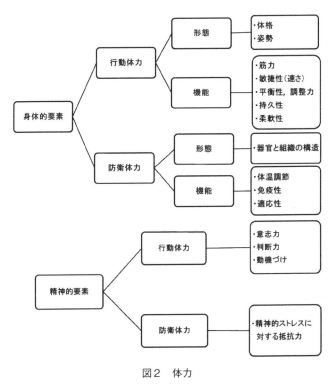

図2　体力

Ikai, M (1962) Physical fitness studies in Japan, Research J Physical Ed 6(3, 4): 1-14. より著者改変

　平成25年度体力・運動能力調査結果の概要においては、青少年（6歳から19歳）の体力・運動能力の年次推移が示されています。「新体力テスト施行後の16年間の基礎的運動能力をみると、走、跳、投にかかる項目では、持久走、20mシャトルラン、50m走、立ち幅とび、ソフトボール投げ・ハンドボール投げでは、一部の年代を除いて、横ばいまたは向上傾向」（文部科学省，2014）にあり、改善の兆しが見られます。しかしながら、「長期的にみると、握力及び走、跳、投能力にかかる項目は、体力水準が高かった昭和60年頃と比較すると、中学生男子の50m走、ハンドボール投げ及び高校生男子の50m走を除き、依然低い水準」（文部科学省，2014）にあり、子どもの体力・運動能力の向上に向けた取り組みには課題が残されています。

　さて、体力・運動能力調査結果を踏まえた「子どもの体力低下」、すなわち、身体的要素の行動体力の機能低下の現象は、どのような社会的問題を内包しているのでしょうか。

　子どもの体力低下の背景には、子どもの外遊びやスポーツの重要性の軽視、スポーツや外遊びに不可欠な要素である時間、空間、仲間の減少、生活が便利になったことによる運動する機会の減少等、子どもを取り巻く環境の変化があるといわれています。塾や習い事による子どもの多忙化も大きな要因ではないでしょうか。単に「運動不足の結果」という現象に止まらず、子どもの成育環境と生活の全体を反映しているといえるでしょう。

　日本学術会議（2008）は、子どもの体力・運動能力低下の原因の1つが、運動実施の機会減少にあることを示唆しています。そして、子どもたちの運動量低下の背景に、子どもの遊び空間への積極的な進出を抑制する社会状況（運動を阻害している都市的な人工空間）の広がりがある

ことを指摘しています。

　体力向上のみならず、社会性を育むためにも、子どもたちにはもっと「運動遊び」をする機会があっても良いと思います。友達と「運動遊び」や「スポーツ活動」を営むためには、さまざまなルールが要求されます。子どもたちは集団で「遊ぶ」ことを通して自然に"社会的なルール"や"役割の重要性"、"思いやり"を学び、精神的にも成長しているのです。

　体力向上への学校の取り組みにおいては、始業前を活用した"朝マラソン"や「歩数計による1日の歩数」、「家事の手伝い状況」、「起床・就寝時間」、「朝食の摂取状況」等の記録に基づき1日の生活状況を自己採点することによって、健康的な生活習慣を促すよう働きかけている熱心な小学校があります。このような取り組みは、子どもの意欲を高めるとともに、子どもをサポートする親の姿勢にも好影響を与えます。学校教育のみならず家庭・町内における支援が、子どもの健全な発育・発達に不可欠であることは言うまでもありません。

　都市化、少子化、人間関係の希薄化、知識偏重の価値観等、私たち大人がつくり上げている「子どもを取り囲む環境」を振り返り、いま一度、子どものためにできることを身近なところから考えてみたいと思います。

第11講　夏季と冬季の運動留意点

⑴　熱中症は防ぐことのできる障害

　毎年、梅雨の季節になると、スポーツ活動中の「熱中症」による事故が新聞等で報じられるようになります。熱中症とは、高温多湿の環境下で発汗等により水分や塩分が消失したり、異常な体温の上昇によって発症したりする障害の総称です。熱中症は、夏期を中心に、戸外の他、屋内でも多発しています。熱中症は、大量の汗をかき、水のみ補給することで血中塩分濃度が低下し、四肢や腹部に痙攣をおこす熱痙攣、末梢血管の拡張による血圧低下によって、めまい、失神、顔面蒼白がみられる熱失神、脱水によって頭痛、倦怠感、めまい、吐き気等をおこす熱疲労、脱水と体温の上昇のため中枢機能に異常をきたし意識障害等をおこす熱射病等に分けられます。なかでも熱射病は、死亡事故につながる危険な障害ですが、適切な予防策を講じることで未然に防ぐことができます。

　熱中症は、温湿度や気流等の外的環境条件、体調・年齢・病歴等の身体的条件、運動の負荷と水分等栄養補給条件等の諸条件によって引き起こされます。図3（環境省，2014）は、熱中症を引き起こす可能性がある要因を「環境」、「からだ」、「行動」に分類して示したものです。

　図3に示されているように、熱中症発生の条件は多種多様ですが、本講では、スポーツ活動における熱中症の予防方法を中心に概説します。

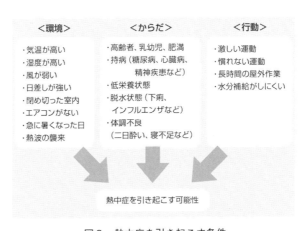

図3　熱中症を引き起こす条件

環境省（2014）『熱中症環境保健マニュアル2014』

　熱中症の予防ポイントは、水分補給、個人差・体調管理、環境変化、衣類の4つです。

　水分補給：暑熱下では、15〜20分おきに日陰等でスポーツドリンク等（塩分を含んだ水）の飲水休憩をとるようにしましょう（環境条件によって変化しますが、1回200〜250mLの飲水休憩をとりましょう〈日本体育協会，2011〉）。塩分を含んだ水分の補給は、発汗により体外に消失する水分と塩分を補うために重要です。ナトリウムイオンは神経伝達や筋肉の収縮に重要な役割を担っています。スポーツドリンク等のイオン飲料の摂取は、水分とともにナトリウムやカリウム、カルシウム、クロール等のイオンを補うことから、熱中症の予防に有効です。また、運動によってエネルギーを消費しますので、スポーツ活動時の水分補給は、一般的に糖分を含んだイオン飲料の摂取が推奨されます。「飲料には、食塩（0.1〜0.2%）と糖質を含んだものが効果的です。特に1時間以上の

運動をする場合には、4〜8％程度の糖質を含んだものが疲労の予防だけでなく水分補給効果にも役立ちます。［ナトリウムが40〜80mg（100mL中）入っていれば、0.1〜0.2％の食塩水に相当します］」（日本体育協会，2013）。ただし、「糖質濃度が8％以上になると胃から小腸への移送速度が遅延するので注意が必要」（寄本，2007）です。また、「飲物の温度は5〜15℃が望ましく、冷たい方が胃から小腸への移動が早く、また、冷水による物理的な冷却効果も期待」（寄本，2007）できます。運動を始める5〜10分程前にスポーツドリンク等を補給しておくことも、熱中症予防に有効です。水分補給量は運動の種類や実施する運動強度、活動（持続）時間等によって異なります。運動強度が高く持続時間が長ければ、発汗量が多くなることが予測され、水分摂取の必要量も高まります。運動前の体重を維持できるよう運動中に休憩をとり水分を補給していくことが極めて重要です。発汗による体重減少は、競技スポーツにおけるパフォーマンスにも影響を及ぼします。脱水のために体重の1％の水分が失われていくと、運動パフォーマンスが2％ずつ低下すること、さらに、3％の水分が失われると、競技成績に重大な影響を与える（室，2000）ことが報告されています。運動前や運動中の体重を計測して、発汗による体重の変動を把握するとともに、運動前の体重を維持できるよう水分補給を心掛けることが大切です。

　個人差・体調管理：暑さへの耐性には、個人差があります。高齢者は、加齢による熱放散能力や皮膚の温度感受性が鈍くなること、発汗量や皮膚血流量の調整等、体温調節に関わる機能が低下すること等から熱中症になる危険性が高まります。一方、「子どもは大人より大きな「体表面積（熱放散するところ）／質量（熱産生するところ）」比を有することから、熱しやすく冷めやすい体格特性を持っています」（環境省，2014）。

子どもは、発汗能力等の体温調節機能や血圧調節能力が十分に発達していないことから、スポーツ指導者や保護者による特別な配慮が必要となります。スポーツ活動中の観察や言葉がけ、運動中の飲水休憩の確保と水分補給や休憩、服装等に関する教育的な指導を行い、自己管理能力を養うことが重要です。また、運動の習慣化は、熱中症の予防に効果があります。「日常的に運動して若年者と同等の体力レベルをもつ高齢者では、若年者に劣らない暑さに対する耐性（同等の発汗能力など）を持っていることが明らかにされています。このことは、高齢になっても日常的な運動習慣を身につければ、体温調節能力の老化を遅延できることを示しています」（環境省，2014）。熱中症の発症は、体調にも大きく左右されるため、疲労、睡眠不足、欠食、飲酒等に十分注意する必要があります。

　環境変化：温湿度の変化等、運動をする環境が著しく変わった時は要注意です。日本においては、気温が上昇する6月から7月にかけて特に注意を払う必要があります。暑熱環境への適応、すなわち暑熱順化は、比較的短期間（数日～数週間）に生じさせることができます（芳田，2007）。指導者の適切な管理の下、暑熱環境で運動することによって、「順化前よりも早期に熱放散を増加させて深部体温上昇を抑制する」（芳田，2007）機能が高まることが示唆されています。身体が暑さに慣れていない時は、軽い運動から始め、徐々に身体を慣らすことが大切です。

　衣類：衣類は軽装にして、吸湿性や通気性のよい素材を選ぶようにしましょう。炎天下では通気性の良い帽子の着用が勧められます。休憩時は、日陰等で外して熱を逃がすようにしましょう。

　熱中症予防のための環境条件は、WBGT（湿球黒球温度）に基づく評価が推奨されています（図4）。WBGTは、温度・湿度の他、気流・

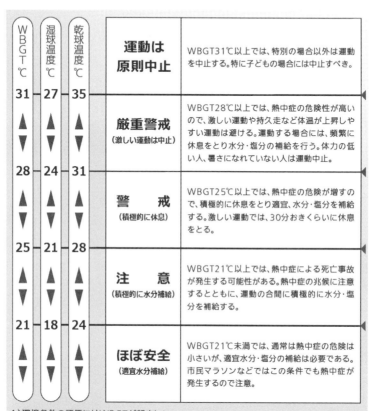

図4　熱中症予防運動指針

日本体育協会（2013）

輻射熱の影響を受ける黒球温度を考慮して算出されます。

　WBGT計が用意できない場合は、気温を基に評価します。以下に、気温別での運動実践と水分補給の目安を記します。気温35℃以上では、

原則として運動は中止します。気温31℃以上では、激しい運動は避け、積極的に水分補給と休憩を取りましょう。また、体力の低い者や暑さに慣れていない者は、運動を中止します。気温28℃以上では、熱中症の危険が増すため、激しい運動では、15〜30分ごとに休息と水分補給を行いましょう。気温24℃以上では、熱中症の兆候に注意し、運動の合間に積極的に水分補給を行うことが大切です。気温24℃未満では、熱中症の危険性はやや低下しますが、体調、運動強度等によって熱中症に罹る場合があるので適宜水分補給を行います。なお、湿度が高い時は、ワンランク厳しい環境条件での注意が必要です。

　熱中症は、1つ間違えれば死に至る障害です。夏場の運動は油断禁物。心頭滅却とトレーニングに意気込むあまり予防処置を忘れ、熱中症に罹らないよう注意したいものです。

(2)　冬季の運動留意点

　私たちの住む日本は、1年を通して春夏秋冬と、移りゆく季節の美しさを楽しむことができます。野外におけるスポーツ活動においては、それぞれの季節が醸し出す風景を堪能しながら、体を動かすことの魅力を味わうことができるでしょう。

　冬場、日本列島は、その地理的条件からシベリア寒気団に覆われることが多く、とかくフットワークが鈍くなりがちですが、時には、冷たい空気や刻々と変化する空の風景を感じながら体を動かしたいものです。本講では、冬季の運動実践において特に気をつけたいことについて考えてみたいと思います。

　冬季は環境温度の影響で、寒冷刺激による血管収縮、筋の震え、血圧上昇等の生理的変化が生じます。寒冷環境における血圧上昇は、「体温

維持を目的とする末梢や皮膚血管の収縮により末梢血管抵抗が増加し、さらに心臓付近の血液量（中心血液量central blood volume）が増加」（芳田，2007）することが原因で生じます。冬は寒冷刺激による生理的変化の影響で、狭心症や心筋梗塞等の冠動脈疾患や脳出血が増加する季節でもあります。これらの疾患の発症は、ジョギング等のスポーツ活動中に限ったことではありません。冬期、早朝等に行われる雪搔きによる心血管疾患発生のリスクも報告されています（Franklin他，1996）。特に起床後の運動は、急性心筋梗塞等による突然死の発現頻度が高い傾向にあるので注意が必要です。わが国において行われた13年間にわたる研究結果から、虚血性心臓発作の発症は、午前中に多く起こることが明らかにされています（髙野他，1997）。この要因について、髙野他（1997）は、「睡眠から覚醒によって肉体的・精神的活動が急激に起こり、これに伴い内因性の機能が活動し、特に交感神経の亢進が深く関係する」と考察しています。

　気温の低下は、血圧に影響を及ぼします。心臓が収縮して血液を送り出したときの血圧を収縮期血圧、心臓が弛緩したときの血圧を拡張期血圧といいますが、気温の低下と血圧の変化に関して、「室温が1℃低下すると収縮期血圧が1.3mmHg、拡張期血圧が0.6mmHgおのおの上昇」（Woodhouse他，1993）することが報告されています。また、運動実践に伴う血圧変動には季節差があり、冬季は夏季に比べて運動による拡張期血圧の上昇が大きいことが報告されています（Kristal-Boneh他，1997）。血圧の上昇は、急性心筋梗塞や脳卒中のリスク要因となることから、冬期の早朝の運動は軽めにする等、運動強度に配慮することが大切です。高血圧等の基礎疾患を有する人は、医師への相談が不可欠ですが、メディカルチェックにおいて疾患が発見されなかった人において

も、十分な配慮が必要です。

　準備運動も欠かせません。呼吸循環系、筋系等、生理学的に身体を動かせる状態しておく必要があるからです。準備運動は、筋と他の組織を伸ばして柔軟性を高め、体温・筋温を上げることに効果があります。靭帯の強度や剛性は、年齢の上昇、活動性の低下、疾病状態等も加わって退化していくので、運動習慣がない人、高齢の方は、入念に準備運動を行いましょう。

　身に着ける衣類にも配慮したいものです。体温の低下を防ぐため、重ね着で衣服の間に空気の層を作り保温し、指やつま先、耳、鼻等、血液の供給が少ない部分を保護しましょう。帽子の着用も効果的です。また、暖かい部屋から急に外へ出る場合等、移動に伴う環境の変化や温湿度の差で、喘息が生じる場合があるので、マスクの着用も有効と思われます。

　寒冷下では、利尿作用に加え、気がつかないうちに発汗（不感蒸泄）しているので、運動中の水分はこまめに取るようにします。朝早くからウォーキングをする場合は、空腹での運動は避け、水分、軽食を摂取してから行うとよいでしょう。運動後は、身体を暖める等のアフターケアも忘れずに行いましょう。

第12講　スポーツと活性酸素

　スポーツを健康のために行っている人は多いと思います。本書の各講で述べてきたように、スポーツが健康に寄与するという科学的根拠があるからです。ウォーキング等の有酸素運動は、呼吸循環機能を改善し、冠動脈疾患等の罹患率を低下させます。また、運動を活用することでの適正体重の保持は、肥満を起因とする生活習慣病の予防に役立ちます。

　しかし、1992年に『スポーツは体にわるい』という本が出版されました。この本は、東京学芸大学（出版当時）の加藤邦彦氏が、スポーツによって生じる活性酸素の害を一般向けに記したものです。この本の出版によって「スポーツは体にいい」という通説が問われることになりました。スポーツを行うことで発生する活性酸素が体に害を及ぼし、罹患しやすくなるという指摘は、多くのスポーツ愛好家に衝撃を与えました。

　「活性酸素は大気中に存在する安定な酸素と比べて反応性が非常に高いため、生体内で過剰な状態になると、生体組織の損傷を引き起こす」（増田他，2002）ことが明らかとなっています。加藤（1992）は、活性酸素の発生要因として、「スポーツなどで大量に酸素を消費したとき」、「放射線や太陽紫外線を浴びたとき」、「超音波にさらされたとき」、「自動車の排気ガスや工場の排煙を吸ったとき」、「タバコを吸ったとき」、「アルコールを飲んだとき」、「体内に病原菌が侵入したりして、過度の炎症を起こしたとき（とりわけ、自分の体を守るため、白血球が積極的に活性酸素をつくって放出する場合がある）」、「血液の流れが一時途絶え（虚血）、再び元どおりに流れる（再還流）とき」、「制がん剤を服用・投与されたとき」を挙げています。その他、種々の薬剤（アドリアマイ

シン、パラコートなど）の関与（佐藤・井上，2005）も指摘されています（アドリアマイシンは、抗生物質等として臨床で使用されており、白血球減少や心筋障害等の副作用を起こすことが報告されています。また、パラコートは、除草剤の一種で、人体に有害な致死性中毒化合物として知られています）。

　呼吸にともなって消費する酸素の数％が活性酸素に変化しますが、激しい運動による酸素消費量の増加や体温の上昇で、活性酸素の生成は高まります。活性酸素は、DNAの異変を引き起こし、がん化に関与する等、多くの疾病の原因となることが有害物質と呼ばれる所以（ゆえん）です。酸素障害は活性酸素による細胞成分の酸化で生じるため、活性酸素の生成抑制と消去によって生物は酸素障害を防いでいます（浅田，1987）。このように、人間には、余分な活性酸素を除去する働きが備わっていますが、加齢にともない防御機能が低下したり、活性酸素の除去に有効な栄養が不足したりすることで、活性酸素から身を守ることができなくなることがあるのです。

　活性酸素に対する防御機能を維持するためには、栄養学的なアプローチも重要といえます。野菜・果物摂取の効果については、「カロテン、葉酸（ようさん）、ビタミン、イソチオシアネート等さまざまな成分が、体内で発がん物質を解毒する酵素の活性を高める、あるいは生体内で発生した活性酸素などを消去するなどのメカニズムが考えられます」（国立がん研究センターがん対策情報センター，2012）。また、プロのサッカー選手を対象とした研究においては、ビタミンＣとＥを３カ月間摂取した群は摂取していない群に比べて、過酸化脂質や筋損傷のレベルが有意に低いことが示唆されています（Zoppi他，2006）。

　図５は、運動による活性酸素の産生と抗酸化能および酸化ストレスの

関係を示したものです。運動強度によって、抗酸化能や酸化ストレスへの影響が異なることが分かります。

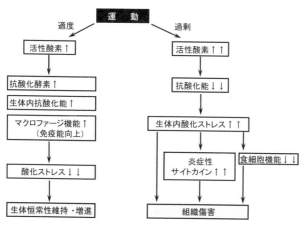

図5　運動による活性酸素の産生

江口・鈴木（2009）

　活性酸素による酸化ストレス傷害は、SODなどの抗酸化酵素やビタミン類、低分子抗酸化物質などとのバランスにより抑制されており、激しい運動による活性酸素の過剰生成は免疫系のバランスを崩し、組織傷害を引き起こす危険性が高い（江口・鈴木，2009）ことが報告されています。

　運動と活性酸素に関する最近の研究においては、「持続的な中等度運動は組織の酸化ストレス傷害を引き起こさず、抗酸化酵素の活性増加や抗炎症性サイトカインの誘導など、健康の維持・促進につながる」（江口・鈴木，2009）ことが解明されつつあります。

　適度な運動実践とバランスのとれた食事による抗酸化ビタミン（ビタ

ミンＡ、ビタミンＣ、ビタミンＥ等）の摂取によって、活性酸素の働き
を抑制し、免疫機能低下や老化、がんの一次予防に繋げたいものです。

　実は、スポーツの危険性を指摘した加藤邦彦先生ご自身、数々の名峰
を踏破されたほどの登山愛好家なのです。スポーツに伴う弊害を認めな
がら、スポーツを生活の一部にしているようです。加藤先生の著書の中
に「自由にスポーツをできるということは、幸せなこと」とありますが、
スポーツを通しての人や自然との触れ合いは、人生を豊かにしてくれる
ように思います。スポーツが体に与える影響を十分に理解しながら、い
ま一度、自らのライフスタイルに適したスポーツの活用法について考え
てみたいと思います。

第13講　"みる"スポーツの魅力

(1) "みる"スポーツとQOL

　スポーツ活動の効果については、これまで医学・生理学的なアプローチによって、心身の健康に好影響を与えることが数多く報告されてきました。最近の研究においては、"みる"スポーツにも健康への効果があることが示唆されています。

　スポーツ活動に関する全国調査2006（スポーツライフ・データ2006）を解析した結果からは、「スポーツ観戦をしている男性は主観的健康感が有意に高く、女性でもその傾向がみられた」（柴田他，2011）ことが報告されています。その原因について、柴田他（2011）は、先行研究の結果を踏まえながら、「スポーツ観戦が楽しみや生きがい、ソーシャルネットワーク構築の機会になったことにより、スポーツ観戦者は主観的健康感が高くなった可能性が考えられる」と分析しています。

　自らの人生に対する幸福感や充実感等を表す健康指標の1つとしてQOL（Quality Of Life）を挙げることができます（WHO〈1998〉では、QOLを、「個人が生活する文化と価値観の中で、自分の目標、期待、基準および関心に関係する人生の状況についての認識」と定義しています）。主観的健康感は、身体的・精神的健康状態を反映したものであり、QOLに影響を与え得る要素といえます。"みる"スポーツへの参加は、個人の楽しみにとどまることなく、人と人との繋がりを広げることにも有効であり、主観的健康観とともにQOL向上への効果が期待されます。

(2) "みる"スポーツへの参加

　2013年9月7日、ブエノスアイレスで開催された第125次国際オリンピック委員会（IOC）総会において、2020年オリンピック・パラリンピック競技大会の開催都市が東京に決定しました。1964年に開催された東京オリンピック以来、実に56年ぶりの日本開催となります。

　近年、わが国においては、地域に根ざしたスポーツクラブJリーグの活動、国際競技大会の積極的な招致・開催、マスメディアによる国際大会のライブ中継の普及等によって、一流選手のプレイをより身近に感じることのできる環境が整備され、スポーツを"みる"ことへの関心が高まっています。これまで、私たちは、"スポーツは実際に行うもの"との認識が強かったように思いますが、スポーツを"みる"ことで得られる感動や共通の話題も「コミュニケーションの手段」や「心の栄養」となるのではないでしょうか。

　スポーツは、身体能力や精神力の競い合いであると同時に、練り上げられた戦術と頭脳を駆使することで勝敗を決するゲームといえます。何千回、何万回という繰り返しの練習と豊富な経験のなかで培われた運動の正確さや瞬時の判断力、流れるような動き、フェイントの妙技は"みる"者の目を引き付けます。さらに、張りつめた緊張感や心身ともに極限の状態で戦う選手の姿、そこで生まれる筋書きのないドラマは、視聴者に感動と興奮を共有させてくれます。とりわけ、オリンピック競技大会やサッカー・ワールドカップ等で繰り広げられるハイレベルな攻防は、特定の競技の愛好家だけでなく、多くの視聴者にスポーツの面白さを伝えてくれます。また、試合の勝者のみならず敗者の姿に学ぶことができることもスポーツの大きな魅力です。勝利におごらない勝者の態度と敗戦にくじけない敗者の姿勢や「復活に至る道程」は、私たちが人生

において突き当たるさまざまな局面における手本として捉えることができます。

　2014年にソチで開催されたオリンピック冬季競技大会のフィギュアスケート女子において、浅田真央さんの演技が世界中を感動の渦に巻き込んだことは記憶に新しいと思います。メダルの獲得に注目が集まることの多いオリンピック競技大会において、メダルに届かなくても、多くの逆境を乗り越え完璧な演技で復活を果たした姿に、人種や国境を越え賞賛の声が寄せられました。スポーツの魅力を再認識した瞬間でもありました。

　近代オリンピックの生みの親、ピエール・ド・クーベルタンは、「オリンピックの理想は人間を作ること、つまり参加までの過程が大事であり、オリンピックに参加することは人と付き合うこと、すなわち世界平和の意味を含んでいる」と考えていました（日本オリンピック委員会, 2014）。クーベルタンの提唱したオリンピズム（肉体と意志と精神のすべての質を高め、バランスよく結合させる生き方の哲学）を継承するオリンピック憲章（International Olympic Committee, 2014）には、「オリンピック精神においては、友情、連帯、フェアプレーの精神とともに相互の理解が求められる」という一文があります。これらの理念は、スポーツを通じたコミュニケーションが、生涯にわたる人格形成に寄与する可能性を示唆するものと考えます。オリンピック競技大会をはじめとする国際大会に出場できる人はごくわずかですが、私たちは"みる"スポーツに参加することで、世界中の人と「感動を共有」し、「付き合うこと」を通して、人格形成に役立てることができるのです。

　2020年オリンピック・パラリンピック競技大会東京開催では、どんなドラマを"みる"ことができるでしょうか。

(3) "みる"スポーツから"する"スポーツへ

　日本人の運動習慣の実態を性・年齢階級別で見ると、成人以降で運動の習慣を有する人（1回30分以上の運動を週2回以上実施し、1年以上継続している人）の割合は、20歳から30歳代が低い傾向にあり、30歳代の女性が最低値（平成25年：12.9%）を示しています（厚生労働省, 2015）。運動習慣者を増やすための方策としては、従来から健康政策の一環として、スポーツ施設・設備の拡充や指導者の育成等が行われてきましたが、運動の習慣を有する人の割合が低い世代に対する新たなアプローチが必要といえるでしょう。

　最近では、スポーツ観戦が、スポーツ活動への参加を促す可能性について示した興味深い研究が報告されています。原田・中村（2009）は、20～50歳代を対象に行った調査結果等に基づき、「スポーツ観戦は、実際の行動を観察することが、自分もスポーツを行おうという意図を喚起すると推察」しています。"みる"スポーツをきっかけとした、身体活動・運動への意欲向上と実践、運動習慣の継続への移行に向けた支援策については、更なる研究が必要と考えられますが、運動習慣者の増加に向けた対策への有効活用が期待されます。今後、"みる"スポーツを通して、スポーツ活動参加者の輪が広がることを願わずにはいられません。

おわりに

　20世紀における医学の飛躍的な発展と公衆衛生面の改善によって、細菌感染による死亡率は著しく低下しました。その一方で、現代においては、生活習慣を原因とする悪性新生物や精神疾患の患者数が増加して、新たな健康問題として顕在化しています。

　疾病構造の変化とともに、市民の医療・健康観にも変化の兆しがみられます。従来、医療では、いかに寿命を延伸させるかに重点が置かれていましたが、「健康寿命」という概念が生まれ、単に長寿であるだけでなく、人生の質に重点が置かれるようになりました。本書においては、健康と身体活動・スポーツをテーマに、健康生活を実現するための方法について考えてきましたが、人間にとっての健康の意味を皆さんはどのようにお考えでしょうか。

　ハーバード大学、ロックフェラー医科大学教授を歴任した細菌学者ルネ・デュボス博士は、その著書『健康という幻想』（田多井吉之介訳：紀伊國屋書店，1977）で次のような言葉を残しています。

　「人間がいちばん望む種類の健康は、必ずしも身体的活力と健康感にあふれた状態ではないし、長寿をあたえるものでもない。じっさい、各個人が自分のためにつくった目標に到達するのにいちばん適した状態である」

　単に長寿であることでも、身体的に十分に活動できる状態でもなく自らの目標、自己実現に向かってまっすぐ進むことのできる状態こそが「健康」である、と読み解くことができます。例え何らかの病気を患っていても、自らの目標を掲げ、そのために邁進することができれば幸せ

なことではないでしょうか。スポーツを行うこともまた、人生の崇高な
目標です。私たちはスポーツ活動を通して、デュボスの健康観を身近に
実現しています。

　自己実現のため、より良い人生のため、スポーツを人生のパートナー
として歩んでみてはいかがでしょう。

参考文献

＜第1講　健康とは？＞
・Dunn, H. L. (1961) *High Level Wellness.* p.Ⅵ. Charles B. Slack, Inc, New Jersey.
・橋本修二，辻一郎，尾島俊之，村上義孝他（2013）「厚生労働科学研究費補助金　循環器疾患・糖尿病等生活習慣病対策総合研究事業　健康寿命における将来予測と生活習慣病対策の費用対効果に関する研究　平成24年度総括・分担研究報告書」．http://toukei.umin.jp/kenkoujyumyou/　2015.9.11にアクセス．
・厚生労働省（2014）「平成25年簡易生命表の概況」．
　http://www.mhlw.go.jp/toukei/saikin/hw/life/life13/index.html　2014.8.16にアクセス．
・砂田登志子（1989）『ウェルネスメッセージ：一億人の健康革命』．pp.39-40．求龍堂，東京．
・上野圭一，CAMUNet 著．帯津良一 監修（1998）『いまなぜ代替医療なのか COMPLEMENTARY &
ALTERNATIVE MEDICINE』．p.163．徳間書店，東京．
・WHO. (2006) *Constitution of the World Health Organization. Basic Documents, Forty-fifth edition*, Supplement. p.1. WHO, Geneva.

＜第2講　適度な運動とは〜塩梅を大切に〜＞
・貝原益軒 著，伊藤友信 訳（2010）『養生訓 全現代語訳』．講談社，東京．
・公益社団法人 日本整形外科学会（2007）『新概念「ロコモティブシンドローム（運動器症候群）」』．
http://www.joa.or.jp/jp/index.html　2014.11.27にアクセス．
・厚生労働省，運動基準・運動指針の改定に関する検討会（2013）『健康づくりのための身体活動基準2013』．p.5, pp.38-39．厚生労働省，東京．
・Quinn, T. J., Sprague, H. A., Van Huss, W. D., Olson, H. W. (1990) "Caloric expenditure, life status, and disease in former male athletes and non-athletes." *Med Sci Sports Exerc* 22: 742-750.

＜第3講　動脈硬化予防と身体活動＞
・青木芳和（2006）「臨床検査値に及ぼす生活習慣（特に食事，飲酒，喫煙との関係）」．『臨床検査』50: 1009-1013.
・Gordon, T., Castelli, W. P., Hjortland, M. C., Kannel, W. B., Dawber, T. R. (1977) "High density lipoprotein as a protective factor against coronary heart disease: the Framingham Study." *Am J Med* 62: 707-714.
・Hsieh, S.D., Yoshinaga, H., Muto, T., Sakurai, Y. (1998) "Regular physical activity and coronary risk factors in Japanese men." *Circulation* 97: 661-665.
・Huttunen, J. K., Länsimies, E., Voutilainen, E., Ehnholm, C., Hietanen, E., Penttilä, I., Siitonen, O., Rauramaa, R. (1979) "Effect of moderate physical exercise on serum lipoproteins: a controlled clinical trial with special reference to serum high-density lipoproteins." *Circulation* 60: 1220-1229.
・今村剛，清原裕，土井康文，米本孝二，谷崎弓裕，二宮利治，井林雪郎，飯田三雄（2006）「地域住民における血清HDLコレステロールと病型別脳梗塞発症との関連：久山町研究」．『脳卒中』28: 531.
・一般社団法人 日本動脈硬化学会（2013）『動脈硬化性疾患予防ガイドライン2012版』．p.8, pp.13-18, pp.55-61. 一般社団法人 日本動脈硬化学会，東京．
・Miller, G. J., and Miller, N. E. (1975) "Plasma-high-density-lipoprotein concentration and development of ischæmic heart-disease." *Lancet* 305: 16-19.
・多田紀夫（2005）「高脂血症を防ぐ食習慣」．『日本医師会雑誌』133: rs. 189-190.

＜第4講　がん予防と身体活動＞
・独立行政法人 国立がん研究センター がん対策情報センター（2012）「人のがんにかかわる要因」．
　http://ganjoho.jp/public/index.html　2015.1.8にアクセス．
・独立行政法人 国立がん研究センター がん対策情報センター（2014）「日本人のためのがん予防法」．
　http://ganjoho.jp/public/index.html　2015.1.8にアクセス．
・独立行政法人 国立がん研究センター がん対策情報センター（2014）「日本の最新がん統計のまとめ」．

http://ganjoho.jp/public/index.html　2015.1.8にアクセス.
・独立行政法人 国立がん研究センター がん予防・検診研究センター（2015）「科学的根拠に基づく発がん性・がん予防効果の評価とがん予防ガイドライン提言に関する研究」.
http://epi.ncc.go.jp/files/02_can_prev/outcome/matrix_150108JP.pdf　2015.1.18にアクセス.
・Giovannucci, E., Michaud, D. (2007) "The role of obesity and related metabolic disturbances in cancers of the colon, prostate, and pancreas." *Gastroenterology* 132: 2208-2225.
・International Agency for Research on Cancer. (2004) *Tobacco smoke and involuntary smoking IARC monograph on the evaluation of carcinogenic risks to humans*, volume83. IARC Working Group on the Evaluation of Carcinogenic Risks to Humans, Lyon.
・厚生労働省（2014）「平成25年（2013）人口動態統計（確定数）の概況」.
http://www.mhlw.go.jp/　2014.12.8にアクセス.
・佐藤友美, 野崎良一, 山田一隆, 春間賢, 藤井昌史（2012）「肥満と大腸腺腫発生部位との関連性」.『人間ドック』26: 734-742.
・佐藤祐造（2012）「糖尿病運動療法指導マニュアル」.『糖尿病診療マスター』10: 586-589.
・田島和雄（2010）「乳がんの早期治療による死亡率低減（二次予防）」.『日乳癌検診学会誌』19: 23-30.
・津金昌一郎（2007）「生活習慣改善によるがん予防の可能性」.『公衆衛生』71: 16-21.
・WHO. (2003) *Diet, nutrition and the prevention of chronic disease. WHO technical report series* 916. WHO, Geneva.
・World Cancer Research Fund., and American Institute for Cancer Research. (2007) *Food, nutrition, physical activity, and the prevention of cancer: a global perspective.* AICR, Washington DC.

＜第5講　運動を始める前に確認してほしいこと＞
・公益財団法人 日本体育協会（1989）『日本体育協会スポーツ医科学研究「スポーツ行事の安全管理に関する研究」』. 公益財団法人 日本体育協会, 東京.
・文部科学省（2014）「学校保健安全法施行規則の一部改正等について（通知）」.
http://www.mext.go.jp/　2015.1.23にアクセス.
・武者春樹 著. 公益財団法人 日本体育協会指導者育成専門委員会スポーツドクター部会 監修（2011）『スポーツ医学研修ハンドブック 基礎科目 第2版』. pp.101-109. 文光堂, 東京.
・日本臨床検査医学会（2012）「臨床検査のガイドラインJSLM2012」.
http://www.jslm.org/books/guideline/guideline12.html　2014.8.26にアクセス.
・社団法人 日本透析医学会（2011）「血液透析患者における心血管合併症の評価と治療に関するガイドライン」.『日本透析医学会雑誌』44: 337-425.
・庄野菜穂子（2012）「メディカルチェックと運動処方」.『公衆衛生』76: 441-447.

＜第6講　健康づくりのための身体活動基準＞
・厚生労働省, 運動所要量・運動指針の策定検討会（2006）『健康づくりのための運動指針2006〜生活習慣病予防のために〜＜エクササイズガイド2006＞』. www.mhlw.go.jp/　2014.9.14にアクセス.
・厚生労働省, 運動基準・運動指針の改定に関する検討会（2013）『運動基準・運動指針の改定に関する検討会 報告書』. 健康づくりのための身体活動基準2013. www.mhlw.go.jp/　2014.9.14にアクセス.
・厚生労働省（2013）『健康づくりのための身体活動基準2013（概要）』.
www.mhlw.go.jp/　2014.6.26にアクセス.
・厚生労働省（2015）「平成26年国民健康・栄養調査報告」. http://www.mhlw.go.jp　2015.5.12にアクセス.
・田中茂穂（2006）「生活習慣病予防のための身体活動・運動量」.『体育の科学』56: 601-607.
・文部科学省 幼児期運動指針策定委員会（2012）「幼児運動指針」.
http://www.mext.go.jp/　2015.7.11にアクセス.

＜第7講　ウォーキングと運動習慣＞
・健康日本21企画検討会, 健康日本21計画策定検討会（2000）『健康日本21（21世紀における国民健康づくり運動について）』. 財団法人 健康・体力づくり事業財団, 東京.
・Cooper, K. H. (1970) *The new aerobics.* M. Evans and Company, Inc, New York.
・厚生科学審議会地域保健健康増進栄養部会, 次期国民健康づくり運動プラン策定専門委員会（2012）「健

康日本21（第2次）の推進に関する参考資料」．
http://www.mhlw.go.jp/stf/seisakunitsuite/bunya/kenkou_iryou/kenkou/kenkounippon21.html
2014.4.3にアクセス．
・厚生労働省（2015）「平成25年国民健康・栄養調査報告」．http://www.mhlw.go.jp/　2015.5.12にアクセス．
・Paffenbarger, R. S. Jr, Wing, A. L., Hyde, R. T.（1978）"Physical activity as an index of heart attack risk in college alumni." *Am J Epidemiol* 108: 161-175.
・Paffenbarger, R. S. Jr, Hyde, R. T., Wing, A. L., Hsieh, C. C.（1986）"Physical activity, all-cause mortality, and longevity of college alumni." *N Engl J Med* 314: 605-613.

＜第8講　肥満とやせの予防〜健康的に減量を〜＞
・日本肥満学会 肥満症診療のてびき編集委員会（1993）『肥満症 診断・治療・指導のてびき』．p.18.　医歯薬出版，東京．
・日本肥満学会肥満症診断基準検討委員会（2000）「新しい肥満の判定と肥満症の診断基準」．『肥満研究』6：18-28.
・古川利温，吉澤貴子，福田晴美，川本由美（2003）「若い女性のやせ願望と生活の夜型化」．『東京家政学院大学紀要自然科学・工学系』43: 15-21.
・厚生労働省（2015）「平成25年国民健康・栄養調査報告」．http://www.mhlw.go.jp/　2015.5.12にアクセス．
・高田明和（2002）『「うつ」にならない食生活』．p.153.角川書店，東京．

＜第9講　スポーツと"こころ"＞
・青木邦男（2005）「高校運動部員の社会的スキルとそれに関連する要因」．『国立オリンピック記念青少年総合センター研究紀要』5：25-34.
・近森けいこ，川畑徹朗，西岡伸紀，春木敏，島井哲志（2003）「思春期のセルフエスティーム，ストレス対処スキルと運動習慣との関係」．『学校保健研究』45: 289-303.
・Cross, D.（1996）「Skill building in school health education: a solid foundation or house of cards?」．『学校保健研究』38: 5-19.
・Chodzko-Zajko, W. J.（1997）"The World Health Organization issues guidelines for promoting physical activity among older persons." *J Aging Physical Activity* 5 : 1-8.
・鈴木晶夫 著．日本健康心理学会 編（2006）『健康心理学辞典』．p.119.実務教育出版，東京．
・徳永幹雄，橋本公雄，高柳茂美（1995）「スポーツクラブ経験が日常生活の心理的対処能力に及ぼす影響」．『健康科学』17: 59-68.

＜第10講　子どもの体力と成育環境＞
・Ikai, M.（1962）"Physical fitness studies in Japan." *Research J Physical Ed* 6(3, 4): 1-14.
・松田岩男，宇土正彦 編（1993）『学校体育用語辞典』．p.240.大修館書店，東京．
・文部科学省（2012）「子どもの体力向上のための取組ハンドブック」．
http://www.mext.go.jp/　2014.8.24にアクセス．
・文部科学省（2014）「平成25年度体力・運動能力調査結果の概要」．
http://www.mext.go.jp/　2014.12.28にアクセス．
・日本学術会議 子どもを元気にする環境づくり戦略・政策検討委員会（2007）「我が国の子どもを元気にする環境づくりのための国家的戦略の確立に向けて」．http://www.scj.go.jp/　2015.3.13にアクセス．
・日本学術会議 心理学・教育学委員会・臨床医学委員会・環境学委員会・土木工学・建築学委員会合同 子どもの成育環境分科会（2008）「我が国の子どもの成育環境の改善にむけて−成育空間の課題と提言−」．pp.17-18.　http://www.scj.go.jp/　2014.12.28にアクセス．

＜第11講　夏季と冬季の運動留意点＞
・環境省（2014）『熱中症環境保健マニュアル2014』．p.4，p.36，p.37.　環境省，東京．
・公益財団法人 日本体育協会（2013）『スポーツ活動中の熱中症予防ガイドブック』．p.16，p.21.公益財団法人 日本体育協会，東京．
・公益財団法人 日本体育協会（2011）『しっかり水分補給！元気に運動』．p.11.　公益財団法人 日本体育協会，東京．

・室増男（2000）『運動科学』. p.215. 理工学社, 東京.
・寄本明 著, 森本武利 監修（2007）「水分補給の目安」. 『高温環境とスポーツ・運動 – 熱中症の発生と予防対策 –』. p.84. 篠原出版新社, 東京.
・芳田哲也 著, 森本武利 監修（2007）「高温環境への適応」. 『高温環境とスポーツ・運動 – 熱中症の発生と予防対策 –』. p.20. 篠原出版新社, 東京.
・芳田哲也 著, 森本武利 監修（2007）「環境変化に伴う生理的反応」. 『高温環境とスポーツ・運動 – 熱中症の発生と予防対策 –』. p.12. 篠原出版新社, 東京.
・Franklin, B. A., Banzheim, K., Gordon, S., Timmis, G. C. (1996) "Snow shoveling: a trigger for acute myocardial infarction and sudden coronary death". *Am J Cardiol* 77: 855-858.
・Kristal-Boneh, E., Froom, P., Harari, G., Silber, H., Ribak, J. (1997) "Exercise blood pressure changes between seasons". *Blood Pressure Monitoring* 2 : 223-227.
・高野照夫, 木内要, 子島潤, 高山守正, 内田拓実, 本宮武司, 本江純子, 高橋早苗, 長尾健, 上松瀬勝男, 上嶋権兵衛, 小船井良夫, 住吉徹哉, 広沢弘七郎, 坂井誠, 片桐敬, 横井尚, 木村満, 河合靖, 中西成元, 内田達郎, 一色高明, 内山隆史, 山口徹, 田村勤, 林田憲明, 吉野秀朗, 相良耕一, 木村佑介（1997）「急性冠症候群の発症状況：特に発症時間および発症時の身体活動について」.『心臓』29: 583-592.
・Woodhouse, P. R., Khaw, K-T., Plummer, M. (1993) "Seasonal variation of blood pressure and its relationship to ambient temperature in an elderly population". *J Hypertens* 11: 267-1274.

＜第12講　スポーツと活性酸素＞
・浅田浩二（1987）「活性酸素の細胞内生成」. 『医学のあゆみ』142: 717-719.
・独立行政法人 国立がん研究センターがん対策情報センター. 「人のがんにかかわる要因」. http://ganjoho.jp/public/index.html　2014.8.22にアクセス.
・江口裕伸, 鈴木敬一郎著. 大野秀樹, 木崎節子 編著（2009）「運動と酸化ストレスと免疫」. 『運動と免疫：からだをまもる運動のふしぎ』. pp. 203-204. ナップ, 東京.
・加藤邦彦（1992）『スポーツは体にわるい：酸素毒とストレスの生物学』. pp.38-40. 光文社, 東京.
・増田和実, 田辺解, 久野譜也（2002）「運動と酸化ストレスと健康」. 『筑波大学体育科学系紀要』25: 1-11.
・佐藤英介, 井上正康（2005）「酸化ストレスの基礎と臨床」. 『臨床検査』49: 121-130.
・Zoppi, C. C., Hohl, R., Silva, F. C., Lazarim, F. L., Antunes Neto JMF, Stancanneli, M., and Macedo, D. V. (2006) "Vitamin C and E supplementation effects in professional soccer players under regular training". *J Int Soc Sports Nutr* 3 : 37-44.

＜第13講　"みる"スポーツの魅力＞
・原田和弘, 中村好男（2009）「身体活動・運動への興味を高める方略としての趣味・余暇活動ゲートウェイの可能性」. 『スポーツ産業学研究』19: 129-142.
・International Olympic Committee. (2014) *Olympic Charter*. p.11. International Olympic Committee, Lausanne.
・公益財団法人日本オリンピック委員会. 「オリンピズム」. http://www.joc.or.jp/　2014.8.29にアクセス.
・厚生労働省（2015）「平成25年国民健康・栄養調査報告」. http://www.mhlw.go.jp/　2015.5.12にアクセス.
・柴田陽介, 早坂信哉, 野田龍也, 村田千代栄, 尾島俊之（2011）「する・見る・支えるスポーツ活動と主観的健康感の関連」. 『運動疫学研究』13: 44-50.
・WHO. (1998) *Health Promotion Glossary*. p.17. WHO, Geneva.

＜おわりに＞
・ルネ・デュボス著. 田多井吉之介訳（1977）『健康という幻想：医学の生物学的変化』. pp.208-209. 紀伊國屋書店, 東京.

■著者紹介

笠巻　純一（かさまき・じゅんいち）

1972年　　新潟県生まれ
2007年　　新潟大学大学院現代社会文化研究科（博士後期課程）修了、博士（教育学）
　　　　　新潟大学教育人間科学部（現在、教育学部）准教授
　　　　　新潟大学大学院教育学研究科准教授
2012年　　新潟大学大学院現代社会文化研究科（博士後期課程）准教授

専門　　　健康行動科学
　　　　　衛生学・公衆衛生学
　　　　　健康教育学

主な論文　「中高年期女性の座位行動と血清脂質値との関連」.『Health and Behavior Sciences』12: 89-96，2014．（First Author）
「高校生における自尊感情と1次コントロールの関連：スポーツ活動の影響に関する検討」.『日本教育保健学会年報』21: 3-16，2014．（First Author）
「高校生・大学生の食行動に影響を与える食物嗜好及び社会心理的要因に関する研究」.『日本衛生学雑誌』68: 33-45，2013．（Single Author）
「大学生の飲酒行動に影響をあたえる要因の検討：大学生1,211人に対する質問紙調査の結果から」.『学校保健研究』54: 330-339，2012．（Single Author）
「市民健康・栄養調査結果に基づく健康行動評価尺度に関する研究：生活習慣病予防対策に向けた健康政策への適用を目的として」.『Health and Behavior Sciences』9：127-135，2011．（First Author）
など

ブックレット新潟大学67　健康生活のための身体活動・スポーツ活用学 13講

2015（平成27）年10月20日　初版第1刷発行

編　者──新潟大学大学院現代社会文化研究科
　　　　　ブックレット新潟大学編集委員会
　　　　　jimugen@cc.niigata-u.ac.jp

著　者──笠巻　純一

発行者──関本　道章

発行所──新潟日報事業社

　〒950-8546　新潟市中央区万代3-1-1　新潟日報メディアシップ14F
　TEL　025-383-8020　　FAX　025-383-8028
　http://www.nnj-net.co.jp

印刷・製本──株式会社ウィザップ

『ブックレット新潟大学』について

　人文科学、社会科学、および教育科学など文系の総合大学院として新潟大学大学院現代社会文化研究科が開設されたのは1993年4月のことでした。それから早くも四半世紀近くが経過しようとしていますが、私たちはこの間、一貫して「共生」という理念を掲げ、現代の社会と文化をめぐる多様で複雑な問題の解決に多方面から取り組んできました。「共生」とは、人間と人間の「共生」であると同時に、ヒトと自然との「共生」でもあります。

　私たちの多くが生をうけた20世紀は、二度にわたる世界大戦や頻発する地域紛争などにより、「戦争の世紀」という呼び名がついてしまいました。このような汚名と訣別し、民族や体制の違いを超克して人びとが「共生」し、さらには自然と調和的に「共生」していくこと、これが私たちの願いであり、課題とするところであるのです。

　ところで、21世紀に入る頃から急速に広まった「グローバリゼーション」の流れは、私たちの学びのみならず生活にさえ見直しを迫っています。この流れは一見「共生」の実現を目ざしているように見えます。しかし現実には、社会や文化の画一化、価値観の単一化の動きが静かに、しかし確実に進行していることを見逃すことはできません。地域紛争は止むどころか、和解が不可能な状況におちいってしまったのも、このような画一化や単一化の進行とけっして無関係ではありません。

　国内に目を転じましょう。ヘイトスピーチに象徴される反知性主義が台頭しています。先人たちの忍耐と努力によって築かれた近隣諸国との友好関係にも、不透明感が漂いはじめました。そればかりか、反知性主義は、私たちを取り巻く政治や文化の領域にも横溢しています。いや、私たちの学びの場も浸食しはじめました。このような憂うべき事態は、「地域」の衰退と崩壊とも無関係ではないのですが、それにしても「共生」という理念の実践がいかに困難であるかを思わずにはいられません。私たちは、今まで以上に、高らかに「共生」の理念を掲げて、教育と研究に従事していく必要性を再認識しているところです。

　本研究科では200名近い教員が教鞭をとっています。「ブックレット新潟大学」のシリーズは、そのなかから選りすぐった成果の一端を、一人でも多くの市民や学生の皆さんにお届けするために企画されました。それは、私たちにできる社会貢献活動の一つであると同時に、私たちの課せられた責務でもあると考えてもいます。とくに、これから大学での学びを考えている高校生の皆さんにはぜひ手にとってもらいたいと願っています。また読後の感想や意見などもぜひお聞かせいただきたいと思っています。

2015年10月

新潟大学大学院現代社会文化研究科
研究科長　關尾　史郎